2025年辽宁省教育厅科研平台建设项目研究成果（编号: LJ132510167001）

照片艺术治疗

荣格学派的探索

［美］杰瑞·L. 弗莱里尔（Jerry L.Fryrear）

［美］艾琳·E. 科比特（Irene E.Corbit）◎ 著

张喆　黄嘉宇　刘晓云　江静文 ◎ 译

李孟潮 ◎ 审校

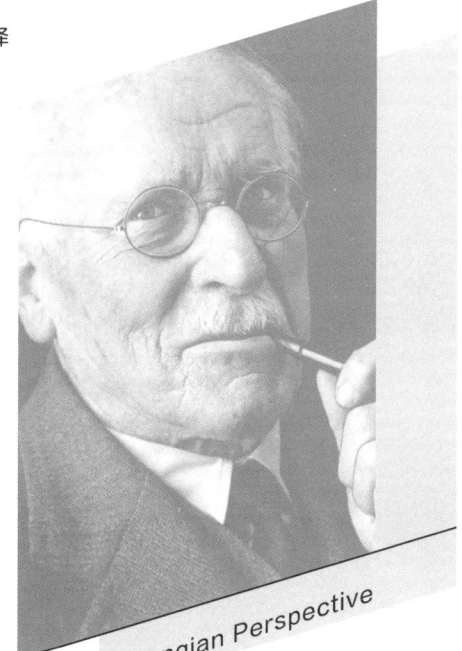

PHOTO ART THERAPY
A Jungian Perspective

CTS K 湖南科学技术出版社·长沙

译者简介

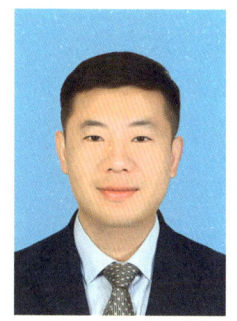

E-mail：
zhangzhe0429@126.com

张喆，男，韩国圆光大学艺术治疗学博士，率先把照片治疗技术引进中国；渤海大学社会心理服务与艺术治疗中心主任、副教授、硕士生导师；韩国照片艺术治疗学会注册督导师。出版译著《照片治疗技术》《照片艺术治疗》，主持与照片治疗技术相关的国家级课题 1 项、省级课题 3 项，发表照片治疗技术方面的论文 7 篇，指导硕士学位论文 5 篇，在国家级学术会议上做报告 10 场，在全国 50 多个城市开展照片治疗师资培训和工作坊带领。

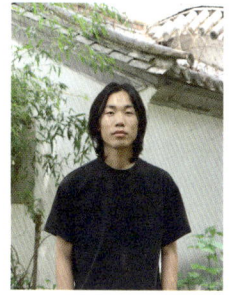

E-mail：
HuangjiayuTT@outlook.com

黄嘉宇，男，咨询心理学博士候选人，师从荣格学派领军人物申荷永教授；心理咨询师，韩国照片艺术治疗学会照片艺术治疗师，咨询时长累计 2500 小时。主要从事深度心理学、中国古代思想、表达性艺术治疗与成人 ADHD 的研究与实践。本科为广告专业，有较为丰富的风光、人文摄影经验。

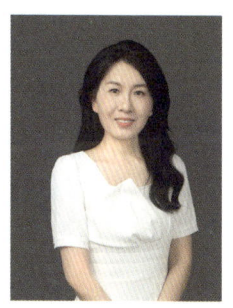

E-mail：
Liuxiaoyun0606@126.com

刘晓云，女，高级职称，英语骨干教师，主持多项省级、市级课题及项目，北京大学教育学院"青少年发展与教育创新"研究团队成员。研究领域包括积极心理学、后现代心理学、精神分析、心理危机干预等，主要从事英语教学和英语高考研究、青少年心理咨询、学习力研究等工作。

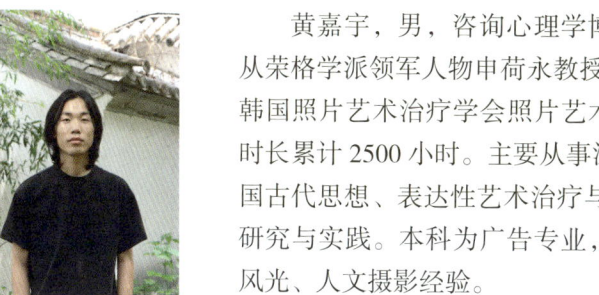

照片艺术治疗

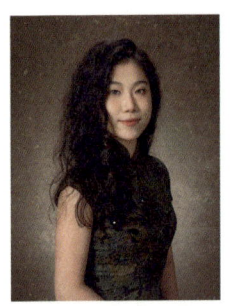

江静文，女，摄影师，香港教育大学心理辅导学硕士，国家三级心理咨询师，高校心理学讲师，广州市心理咨询师协会讲师，中国心理学会会员。主要研究领域包括表达性艺术治疗、中国文化心理学、荣格分析心理学以及团体心理咨询与治疗等。

E-mail：
Jiangjingwen-PSY@foxmail.com

审校者简介

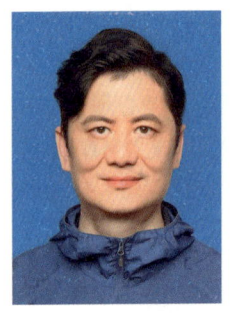

李孟潮，应用心理学博士，精神科主治医师，个人执业，工作方向为成人焦虑障碍、人格障碍的心理治疗，著有《荣格的30个梦》《浊眼观影》《抹杀的解析》《一生一次的初恋》《感应转化：从投射性认同到移情炼金术》《窥豹诸记》等作品。主译和参译多部作品，涉及精神分析、认知行为治疗、人本主义、正念训练等方向。

E-mail：
leemc0295@sina.com

推荐序

我由衷地祝贺弗莱里尔（Fryear）教授与科比特（Corbit）博士合著的《照片艺术治疗：荣格学派的探索》（*Photo Art Therapy：A Jungian Perspective*，以下简称《照片艺术治疗》）一书被译成中文并出版发行。弗莱里尔教授在荣格心理学的深厚理论基础上，融合了照片和摄影这一艺术媒介的治愈潜能，开创了独具特色的照片艺术治疗领域。在此，我要向倾注心血、全力投入翻译工作的渤海大学张喆副教授翻译团队致以最崇高的敬意和最诚挚的感谢。

此次译著出版，希望能让大中华地区的众多学者和临床工作者接触到照片艺术治疗的深刻理论及实际应用方案，为人类心理治愈与成长开辟新的视野。弗莱里尔教授与科比特博士以荣格的分析心理学视角为依托，将照片与摄影这一创新性的艺术媒介引入艺术治疗领域，构建了照片艺术治疗这一独立技术。他们基于长期的临床经验与学术探索，确立了多种心理治疗技法与深度治疗流程，堪称将荣格心理学视角通过具有视觉力量的照片这一具体工具有效应用于临床实践的卓越学术成就。

本书以荣格心理学的核心概念——自性领悟、人格面具、阴影、原型、梦境以及积极想象等作为照片艺术治疗的理论基础，并通过对实际临床案例的深度剖析，清晰地呈现了其应用方法。

这种深度探讨为来访者提供了探索自身复杂内心世界的心理空间，使其能够更生动、具体地审视自我，超越语言表达的局限，促进深层次的自我认知与洞察。特别是书中详细描述的临床治疗过程，在展现深厚学术洞察力的同时，也体现了对人性温暖的共情与理解，定能引发读者对照片艺术治疗价值与可能性的深刻思考。

我坚信，对于学习照片艺术治疗的读者而言，本书将成为卓越的学术指南。本书在坚实的理论基础上，结合多样的临床案例分析与具体的治疗技法，为理解照片艺术治疗的实际应用方法提供了必要的知识。通过阅读本书，读者将深入洞察荣格心理学视角与照片和摄影这一独特媒介的相互作用，如何有效缓解来访者的心理痛苦，并促进其成长与改变。再次，我对译者们将这部珍贵著作译成中文，并在大中华地区学术界与临床领域广泛传播所付出的辛劳表示最深切的敬意与感谢。

衷心期望通过本书，能让中国读者探索照片艺术治疗的深邃学术世界，为未来社会心理健康的提升奠定基础，助力各位成长为贡献卓越的专业治疗师。我坚信，本书必将成为各位学术征程与临床实践中的智慧明灯，是重要的学术财富。

《照片艺术治疗》韩文版第一译者：金俊亨

韩国照片艺术治疗学会会长、注册督导师

韩国圆光大学博士、教授、博士生导师

译者序

当电脑键盘在深夜归于静默，窗外的柳树正于微风中簌簌摇曳，恍惚间，那些在韩国求学的日夜，那些在照片治疗实践中与来访者目光交汇的瞬间，都在书页间悄然浮现。

如果要选一张照片来代表你，会是什么照片呢？下面这组照片可以代表我，我给这组照片起名叫"艺树"。

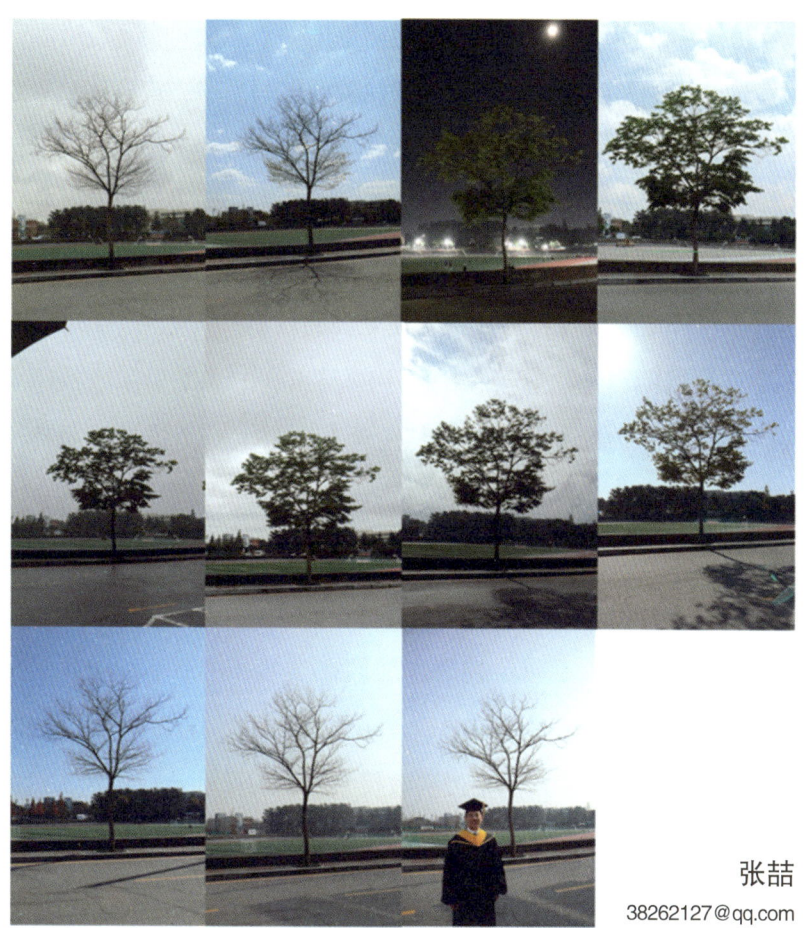

张喆
38262127@qq.com

1

　　"艺"代表我的博士专业艺术治疗学，而"树"象征着潜意识中的我，它静静伫立，见证了我撰写照片艺术治疗博士论文这一年来的成长蜕变。我深爱着这棵"树"，感恩它给予的支持与陪伴。

　　2006年9月，我初次踏上韩国的土地，开启留学之旅。在韩期间，我完成了心理咨询硕士与艺术治疗学博士的系统学习，积累了心理临床咨询经验，也实现了个人成长。求学时，我用奖学金购买了一台三星数码相机，此后便常带着它穿梭于各大学术会议与临床实务工作之间。彼时，我心中便萌生出一个念头：会不会有和我一样钟情于拍照的来访者？照片承载着回忆与故事，可这些故事对我们究竟有着怎样的意义？照片又能否融入心理服务中呢？自那以后，我便踏上了探索照片与心理咨询有机结合的助人之路。

　　通过查阅文献了解到，20世纪90年代，在亚洲国家中韩国率先引入照片治疗技术，为该技术在亚洲的发展开了先河。2011年，金俊亨教授翻译并出版了在国际上颇具声誉的弗莱里尔教授所著的《照片艺术治疗》韩文版，从理论基础方面有力推动了照片治疗技术在韩国的传播。同年，曹进虎完成了韩国首篇照片治疗博士论文，为该领域的学术研究添砖加瓦。值得一提的是，金俊亨和曹进虎两位教授均毕业于圆光大学艺术治疗学博士项目，是我的博士同门师兄。在求学期间，他们在学习和生活上给予我诸多支持与帮助。此外，我还参加了韩国照片艺术治疗学会举办的两年制培训项目，有幸跟随金俊亨教授系统学习照片治疗技术。

　　从韩国学成归来，我带着系统掌握的照片治疗技术踏入国内，却发现这一前沿心理干预技术在国内尚属陌生领域。彼时，我宛如拓荒者，既为拥有新利器而兴奋，又深知推广之路荆棘密布。在临床实践中，运用照片治疗面对不同来访者及其复杂症状时，我明显感到自身理论根基不牢、技术手段单一，难以应对多元化需求。为突破困境，我多次向韩国照片艺术治疗学会会长金俊亨教授请教，探寻技术本土化与服务深入化之法。在金教授的大力支持与引荐下，我得以带领团队翻译弗莱里尔教授的《照片艺术治疗》，为技术深耕铺路。

翻译这本《照片艺术治疗》，是一次与作者的深度对话，也是对自己多年实践经验的梳理与升华。在翻译过程中，我始终秉持着"专业而不失温度"的原则。心理学的专业术语需要精准翻译，但更重要的是，要让读者感受到照片治疗的人文关怀。比如书中提到的用"自画像盒子"来探索"人格面具"是本书的创新性探索，在翻译时我们团队没有简单地用学术语言解释，而是结合自己的实践，描述在实际操作中如何通过引导性提问，让来访者在照片中发现新的自我认知，让抽象的技术变得生动可感。

本书的出版既是照片治疗技术在华语界的开创性探索，更开启了荣格心理学本土化发展的新里程。冀其既可为心理学学子提供启蒙读本，拓宽心理干预认知；亦能成为咨询师的实务参考，丰富临床工具箱；更期待艺术摄影创作者与大众读者从中获得启迪，理解影像不仅是艺术表达，更是直面心理困境时的自助疗愈媒介。正如荣格所说，每个人都是自己心灵的炼金术士。

在此，我要特别向三位译者黄嘉宇博士、刘晓云老师、江静文老师和审校人李孟潮博士致以诚挚的谢意。正是你们夜以继日地辛勤耕耘，才让这本承载着学术深度的译著得以问世。同时还要感谢金俊亨教授多年悉心指导并拨冗作序，感谢郑日昌、朱建军两位教授，以及鲍利辉、姚路两位艺术家对本书的倾情推荐，感谢宋洋老师以荣格心理学视角协助校对专业词汇，亦要感谢我带的首批艺术治疗研修生朱悦悦和方锐老师参与校译工作。

四十不惑，站在人生节点回望，从韩国求学时的探索，到将照片治疗技术引入中国的实践，再到完成这本书的翻译，每一步都充满着挑战，也充满着惊喜。未来，我们期待与更多同行一起，用照片编织更多温暖的故事，让这项充满艺术气息的心理干预技术在更多人的生命中绽放光芒。

本书为国家心理健康和精神卫生防治中心项目"数字化时代照片艺术治疗对大学生生命意义感的影响研究"（项目号：GX25B003）研究成果，教育部产学合作协同育人项目"照片艺术治疗融入大中小学生心理健康教育的教改实践与成效研究"（项目号：2505291401）研究成果，中国儿童中心儿童研学院项目"辽宁'六地'红色文化赋能心理健康教育的摄影实践路径研究——基于青少年研学课程资源开发与应用视角"（项目号：2025YBKT12）研究成果，以及中国教育发展战略学会生涯教育专业委员会项目"照片艺术治疗在大学生生涯教育中的实证研究"（项目号：SYN20240030）研究成果。

此刻，合上译稿，窗外夜色已深。但我知道，关于照片治疗的故事，在中华大地才刚刚开始。

译者代表：张喆

2025.5.25

前言

    《照片艺术治疗》由杰瑞·L. 弗莱里尔和艾琳·E. 科比特合著，为读者开辟了艺术治疗实践的新路径，创造性地整合了不同艺术媒介与治疗方法来探索这一领域。本书立足于荣格理论与实践，同时作者们审慎地探索了与其他治疗取向的合作，这契合了荣格普遍性超越原则和多面向治疗实践的理念。合著者之间的协作精神贯穿全书，书中不仅展现了不同艺术媒介相结合的创新方式，更通过一系列生动的对话和叙事，让来访者得以清晰地了解治疗过程中的内在机制。本书在阐明艺术治疗与照片、荣格心理治疗之间密切且重要的关系上，树立了双重里程碑。

    本书作者认可艺术治疗师罗伯特·沃尔夫（Robert Wolf）和朱迪·韦泽（Judy Weiser）在这一领域的开创性贡献，并认为"照片治疗"和"录像治疗"总体上与艺术治疗是并行发展的。在艺术治疗领域之外，早期就有关于照片（Cornelison & Arsenian，1960）和录像带（Alger & Hogan, 1967）治疗性应用的文献发表，但许多艺术治疗师对这些技术的采纳持谨慎态度。20 世纪 70 年代，一些直言不讳的艺术治疗师主张应维持绘画、油画以及黏土塑形等传统方式的主导地位，而非向当下视觉艺术领域内的各类活动形式开放。

    在此期间，弗莱里尔一直在尝试开展艺术领域里的跨学科合作，这促使他在 1981 年与鲍勃·弗莱什曼（Bob Fleshman）合著了《治疗中的艺术》（*The Arts in Therapy*）一书。弗莱里尔的指导思想源自历史观察，他认为各种艺术形式始终是紧密相关、难以分割的，且"倾向于不断重组，这一趋势在现代艺术中尤为明显"。持反对将照片和录像引入艺术治疗观点的人们准确地察觉到了这些技术自然地涵盖了戏剧、动作以及身体表现，因而突破了狭隘的专业界限这一事实。

《治疗中的艺术》书中有一章是介绍媒体艺术，包括录像带、照片、录音带和电影。在本书出版之后，弗莱里尔与他人合著了关于照片治疗（1983）和录像治疗（1981）的权威出版物。这些著作在表明他是最具智慧的艺术领域跨学科合作倡导者之一的同时，也体现了他对特定现象进行深入研究的能力，从而展现了比较研究是如何推动一门学科实现个性化发展的。《照片艺术治疗》脱胎于这一系列著作，并完善了这个过程，展示了对特定技术——即时摄影——的专注研究，即其如何在延伸至视觉艺术其他方面的同时，还能涵盖其他艺术形式，拓展出丰富的治疗可能性。与科比特的合著使这本书成为一部富有诗意且亲切动人的作品，它将治疗视作人与想象意象之间的心灵对话。

弗莱里尔和科比特并非要在艺术治疗与照片治疗相结合的基础上，开辟出一种创造性艺术治疗的细分专业，而是展示了艺术治疗如何在保持学科完整性的前提下拓展其范畴。他们描述了即时摄影在将照片粘贴到海报纸上或塑造成雕塑形象时，如何促进其他视觉艺术活动（素描、绘画、拼贴等）参与进来。为来访者拍照也带来了艺术治疗的创新，比如通过拍照的"摆姿势"让来访者身体参与其中。作者对即时摄影的运用与照片治疗和录像治疗中"自我意象面质"的传统做法相符。然而，与传统方法不同的是，即时摄影通过让来访者借助身体去想象、感受自身状态和情绪，让他们积极地参与到图像构建以及摆姿势拍照的过程中。虽然这方面体验对许多艺术治疗师来说可能是次要的，但对于专注于身体并进行同样练习的治疗师而言，这些则会被视作首要的。重视摆姿势表明，在这种治疗方式中，心理会对身体所表达的意象做出反应。我在自己的艺术治疗工作室进行行为艺术演绎时，也曾有过将身体作为意象呈现的经历。

弗莱里尔和科比特动态地使用"静态"照片——身体姿势随情绪变化而调整，同时鼓励人们通过改变姿势来感受身体变化如何影响情感体验。照片将这些身体感觉外化，并通过对图像的反思为进一步的内化奠定基础。当这些照片陈列在海报上时，会发生另一种转变，此时艺术创作者可以自由地在海报上改变图像、决定它们的摆放方式等。作者们引用阿伦·贝克（Aaron Beck）的"认知"疗法作为改变习惯性意象的模型。在荣格学派的传统中，詹姆斯·希尔曼（James Hillman）同样鼓励我们重构那些事实上（无意识地）影响着我们建构生活感受及其意义诠释的原型叙事。随着意象发生变化，我们也会相应地发生改变。治疗的基础在于改变的创造性行动，弗莱里尔和科比特将其描述为"视觉转换"（visual transitions）。他们讲述了行动的微小变化如何促使个人生活中发生重大转变，这与荣格的理念相符，即"救世主要么是微不足道的事物本身，要么源自它"。

用"自画像盒子"来探索"人格面具"是本书的创新性探索。盒子的六个外立面各贴有一张展现艺术创作者某方面人格面具的照片，而盒子的内部是六张展现其内在特质的图像。这个过程挑战了单一人格面具的固有性，并鼓励人们表达那些示人与未示人的多重面向。盒子所具有的涵容性特质与其具有（与外部相对的）"内部（立体）空间"的特质（也是重要的象征和隐喻），对于那些将艺术表达局限于二维空间的人来说是很有用的。盒子这种简单形式将绘画和雕塑结合起来，同时还能唤起对约瑟夫·康奈尔（Joseph Cornell）的作品及其他艺术的关联。

我很欣赏作者们在本书中对荣格理论的思考。荣格（Jung）认为想象是转化的首要能力，他鼓励以图像意象来表达内心状态，以便"使其更贴近患者的理解"。他尽力与图像意象保持着紧密联结，避免"梦者试图摆脱图像意象的每一次尝试"。他的工作至今仍是艺术治疗实践中未被承认的根基。而这本书将有助于艺术治疗界认识到，在图像意象的深度心理学研究中不能忽视荣格的贡献。

科比特在艺术治疗中对"积极想象"的运用，展示了深度心理治疗如何自然而然地融合多种表达模式，并成为自我习惯性言语的替代方式。这使得意识范围得以扩展，并接纳此前在个人意识之外的表达的贡献。通过与图像意象保持联结，能够增强人的敏感度和安全感，这为自发性、目的性的心理活动提供了框架，让心灵自然地讲述故事。

第 6 章通过探索哈利（Harry）的梦境，生动阐释了人在图像意象框架内对心灵活动的信赖。哈利扛着木板在黏糊糊的泥巴和鸡粪中艰难跋涉的漫长梦境，是我所读过的最引人入胜的治疗对话内容之一。来访者与治疗师共同穿越梦境中的内在空间，通过对图像的深度反思和积极想象，逐步接近梦境的本质，确认其奥秘并予以阐释。这一结果虽未解开谜团，也未揭示原因，却似乎实现了荣格所期望的：将梦境世界重新戏剧化。他曾说过，当我们试图用理智解释心理图像时，"鸟儿飞走了"。与哈利的对话展示了艺术治疗如何帮助我们更深入、更个人化地探索和理解我们是如何表达自己的。

照片作为本书的特色形式，不仅为艺术治疗和荣格学派治疗提供了具体案例，它更是一种灵活的"构件"，可以衍生出无限多样的表达方式。我鼓励读者体验照片所蕴含的原型能量，但同时要警惕将任何艺术过程（如照片拼贴或沙盘游戏）僵化和固化。当一种特定的创作方法被过度制式化、被转化为独立的流派时，其内在的流动性、衍生性、形式转化的可能性以及意外发现的空间都将不可避免地遭到阻碍。

原型能量的显现需要艺术的有形之躯，艺术的产生则倚赖想象的无形之魂。荣格的洞见"意象即心灵"表明，当想象力持续以出人意料的涌动孕育新意象时，原型的核心形态便借此进入意识领域。

《照片艺术治疗》是艺术治疗作为原型认知学科的多元实践路径之一，该书展开了极具范式意义的系统性研究。弗莱里尔与科比特在得克萨斯州开创了艺术治疗专业，同时以开放而宏大的视野，拥抱整个世界的专业发展。本书诚挚地邀请更广泛的读者群体，共同见证并积极参与这一创造性互动的过程。我深感荣幸，能有机会对这部作品必将孕育的宝贵学术遗产进行深入的思考。

评论者：肖恩·麦克尼夫（Shaun McNiff）

莱斯利学院研究生院教授

引言

本书旨在在学术专著与实用指南之间取得平衡，既讨论即时摄影和其他艺术媒介在治疗中的理论基础，又提供一些"如何去做"的具体建议。我们希望已经达成了这一目标。

艺术治疗这一新技术已经应用于商业、医学、教育、宗教等领域，近年来也延伸至心理治疗领域。然而，心理治疗师们对于这类技术仍表现得相当谨慎。心理治疗给人的印象往往停留在弗洛伊德（Freud）的躺椅，以及布洛伊尔（Breuer）和弗洛伊德的"谈话疗法"（1895）。在这种模式中，来访者倾诉，治疗师倾听。心理治疗的其他流派极为强调来访者与治疗师之间的关系，以及治疗师的个人特质，如温暖、真诚等（Rogers, 1951）。受长达一个多世纪这种传统的影响，许多治疗师将自身视为治疗的工具，因而对引入其他技术或外部工具持保留态度。但也有两个主要例外：一个是生物反馈设备和用于放松训练与想象引导的录音设备，另一个是在表达性治疗领域中治疗师会积极运用的美术和音乐媒介。现在，照相机和摄影（特别是即时摄影）为这一领域增添了新的维度。

对团体和个体治疗过程进行录像，有助于团体成员和治疗师进行后续分析（e.g., Berger, 1978; Fryrear and Fleshman, 1981; Heilveil, 1983）。照片可以用于回顾童年记忆、直面自我以及过渡

1

期缓解（Krauss and Fryrear, 1983）。通过摆拍姿势，即时摄影能够让来访者去探索自身感受并捕捉个人形象。在这一领域中，有一位先驱者影响卓著。罗伯特·沃尔夫多年前就开始在儿童和青少年治疗中使用即时摄影（Krauss and Fryrear, 1983）。在对学习障碍儿童、反社会行为儿童和行为失控青少年进行治疗的过程中，沃尔夫发现即时摄影有助于让这些棘手的来访者参与到治疗过程中来。他的许多技术和理念启发了我们的工作。正如本书中提到的其他研究者的工作一样，休斯敦舞蹈治疗师韦内尔·德莱尼（Wynelle Delaney）的过渡性动作研究也影响了我们的思考方式。卡尔·古斯塔夫·荣格（Carl Gustav Jung）的理论概念贯穿全书，这些概念是串联本书所有内容的理论脉络。

20世纪80年代初，我们将照片和其他媒介综合应用在团体治疗中，去探索表达性艺术治疗的活力。那时我们带领了"整合古老疗愈仪式和现代技术"的工作坊，其间，通过照片、录像、戏剧、面具及其他艺术形式的运用，使得过去和当下的治疗方法发挥作用。此后，我们精进治疗技术并增添新的治疗方法。本书中的练习和作业大多源于个体治疗、团体治疗或工作坊中的具体需要，是我们丰富的治疗经验和创造性头脑风暴的结晶。

读者将会在本书中看到作者们对于艺术治疗的探讨，特别是聚焦于即时摄影的讨论。埃德温·兰德（Edwin Land）在1948年发明的即时摄影技术，以及宝丽来600相机及胶卷的现代技术，使得在同一治疗时段内，即时使用照片成为可能——无论是使用与来访者有关的照片，还是由来访者自己创作的照片。从按下快门到显影出彩色照片的过程只需一分钟，这比绘画创作更为迅速。一张快照的成本不到一美元，经济实惠。更重要的是，人们可能觉得自己不太会画画或者缺乏"艺术天分"，他们往往更愿意去拍照。这些照片为艺术创作提供了实用且现实的起点，设计中遵循治疗性指导原则。

在大部分情况下，我们采用荣格的理论视角来切入本书内容的学术部分。在众多伟大的理论家当中，荣格尤其推崇采用多模态疗法，并特别提及创造性疗法和艺术疗法。虽然他并没有特别提倡使用照片，但是我们倾向于认为，这主要是由于当时摄影技术的局限性（笨重、昂贵且不实用）所致。在后续章节中，我们将在适当处引用荣格的著作。

我们引用了荣格关于艺术治疗的一段话作为引言。荣格在1916年写下了这些文字，这份手稿直到1958年才得以出版：

> 情绪困扰也可以用另一种方式来处理，不是通过理性分析来澄清它，而是赋予其可见的形态。对于那些具有一定绘画天赋的病人来说，他们可以通过图画来表达自己的情绪。重要的不是画面的技巧或者美学上是否令人满意，而是幻想可以自由呈现并尽可能完全投入其中……这创造出了一个同时受到意识与无意识影响的作品，既体现了无意识追求意识化的努力，又体现了意识追求实质内容的成果。（*Collected Works, Vol. 8*）

照片艺术治疗

我们非常认可荣格关于"赋予情绪困扰以'可见形态'"的观点。此外，我们还认为，心理治疗中出现的许多（即便不是大多数）问题，如果能够赋予它们可见形态，就能得到更好的处理。不仅是困扰，情绪、人际关系、记忆、幻想、焦虑、挫折、担忧以及目标等，往往都没有具体的指向物。比起抽象概念，人们面对、讨论、改变或处理具体的指向物要容易得多。通过给抽象概念赋予"可见形态"，让来访者创造出一个实实在在的参照物。这个参照物有形状、颜色和大小，可以直接面对、讨论和修改。借助摄影技术，来访者可以摆出一个姿势，使其成为某种情绪或记忆的可见形态（具象化），并且可以用明显具有治疗效果的方式来面对、讨论和修改照片。

我们并不认为来访者（相比"患者"，我们更喜欢用"来访者"来称呼寻求帮助的人）需要具备很高的艺术造诣。摆姿势拍照、剪贴装饰照片几乎不需要什么艺术天分或创造力。艺术才能或专业训练绝对不是照片艺术治疗的必要条件。一位接受治疗的来访者这样说道："照片的独特之处在于，它们给予我自由，让我不必担心自己不会画画！一个没有艺术天赋的人也能拍出不错的照片，因此，这种技术让我可以大胆尝试，不用担心自己的作品与他人相比会如何。"

我们非常认同荣格的观点，即这幅作品不需要在技法或审美上令人满意。艺术治疗不同于艺术创作，其重点在于治疗，而非美学价值。在艺术治疗中，重要的是鼓励来访者重视真实表达的创作过程，而不是将其视为某种会以艺术标准评判的作品。最终的艺术作品因其治疗作用而具有价值，而非审美价值。有时来访者会因自己艺术才能不足而感到尴尬或沮丧，这时需要治疗师给予更多的鼓励；而另一些来访者则可能会热情地创作出具有美感且极具戏剧张力的艺术作品。

正如荣格所说，艺术通过其多样的媒介，允许"幻想自由地创作"。单靠照片这一媒介过于局限，因此我们需要用多种艺术媒介来补充照片媒介的不足。我们认为应让幻想自由驰骋，相信"心灵是复杂的"，必须以多元化的方式来探索它。荣格曾在1935年写道："我们越深入探究心灵的本质，越确信人性的多样性和多维性，需要更多元化的视角和方法，才能满足心理结构的不同需求。"（*Collected Works, Vol. 16*）

麦克尼夫（McNiff，1987）曾写道：

> 或许，艺术治疗哲学最鲜明的特点就是其多元性的取向。丰富的意象从心灵中自然地浮现，我们必须以尽可能敏锐的感知力和多样的资源来接纳它们。僵化的知识视角不仅会阻碍意象的显现，更会使身处不适宜环境的来访者难以体验和理解这些意象……心灵以多种形式表达自身。个体的表达风格各有不同，而各种表达形式都可能具有治疗价值。

我们的一位来访者曾说："通过增加纸张、亮片、盒子等，照片仿佛被赋予了生命。所有这些'附加物'都有助于以个性化的方式呈现这一实践活动。"另一位团体成员写道："毫无疑问，当艺术材料与照片结合时，我体验到了治疗效果。这种结合简单而精妙，却能同时促进大量意识和无意识层面的内在加工。让我感到惊讶的是，我所选择的艺术材料增强了那种直面内心的、情感上的冲击力，起初我以为仅凭照片就足够了。此外，通过观察其他团体成员的艺术作品，我越来越清楚地意识到，我们每个人都在用独特的方式，借助不同的颜色、形状、尺寸以及材料来试图解决各自的问题。而这些创作元素引导着我们探索创作过程中的感受、作品所激起的情感，以及艺术材料和照片的结合是如何帮助我们回应深刻问题的。"

在我们的照片艺术治疗工作中，我们为来访者提供拍立得相机、胶卷、记号笔、颜料、画笔、彩色毛线、杂志、彩纸、薄纸、海报纸、蜡笔、剪刀、胶水、亮片、羽毛、闪粉、丝带以及其他材料。

我们开展的照片艺术治疗活动旨在提供框架结构，同时最大程度地保留"自由发挥"的空间。我们会给出大致的框架和方向，但鼓励个人创造力的发挥。

关键在于，要构建一种不完全基于认知的框架结构。这种结构必须允许创作出一种"同时受意识与无意识影响，既体现无意识对意识的追求，也体现意识对实质内容的渴望"的作品。如果结构设置得当，艺术治疗就能让来访者尚未清晰（甚至完全没有意识到）的无意识幻想浮现。再次引用荣格的话，"必须消除批判性的关注。视觉型的人应专注于期待内心意象的出现上。通常，这样的幻想画面确实会出现"（*Collected Works, Vol. 8*）。在我们的工作中，我们鼓励来访者摆弄这些艺术材料，追随他们的第一直觉，尽量避免过多的思考或规划。在艺术作品中，某些形状和颜色是呼之欲出、亟待使用的，如果来访者不过于认知化或过分理智化，幻想就能自由驰骋，并实现意识和无意识的相互作用。

艺术与照片的结合促进了这种意识与无意识力量的交互作用。兰伯特（Lambert, 1988）指出："艺术和照片从两个不同的方向接近自体。艺术先从无意识中汲取力量，让那些被压抑的、常常不为自我觉察的内容浮出水面。照片则是始于自我之外的意象（客观事物图像以及丰富的象征化画面）。随后，外部意象可以被概括化并与内在自体相整合。因此，我认为艺术和照片相辅相成。"在我们的治疗工作中，我们通常会要求来访者在拍摄照片或请他人为自己拍照之前，先对照片进行构思。因此，最终的照片呈现的是有意识的、预先构想的概念。即便是随手拍摄的"抓拍"照片，在按下快门之前，拍摄者也会有某种构思。在照片生成后，我们接着会增加使用各种艺术媒介对照片进行艺术加工的步骤。艺术加工或装饰这一步骤，事先并没有那么清晰的构思，大多数来访者都是让艺术创作在没有明确计划的情况下自然地展开。此外，大多数人表示，他们在使用艺术材料时，全神贯注于创作艺术作品的过程中，会进入一种"出神"的状态。第二步，也就是将艺术元素融入照片中，或许有助于来访者去触碰那些在主动的意识思维中难以触及的情感、想法和记忆。换句话说，拍摄照片这一部分是有意识且有意图的，而艺术创作部分则更接近无意识和自动化的过程。

荣格著作中反复出现的一个核心主题是"对立面的张力"。关于意识与无意识的关系，荣格多次提到，意识成分会对无意识进行补偿，反之亦然。心理的补偿性本质使个体内部不可避免地存在这种张力。个体通过"超越功能"（transcendent function）来克服这种对立面的张力，即超越单纯的对立，达到更高层次的整合。超越功能依赖于自性化过程，通过这个过程，一个人得以充分发展成他或她最好的状态。荣格写道：

> 超越功能并非毫无目的、盲目地进行，而是会通向对人类本质的揭示。首先，这是一个纯粹的、自然而然的进程，有时会在个体毫无意识或毫无协助的情况下自行发生，有时甚至会在个体抗拒时强行完成。这个过程的意义和目的在于，实现对潜藏在心灵原初混沌中的各个方面的发展，产生并展现出原本就潜在的、整体性的自我。这一过程中，无意识所使用的象征与人类自古以来为实现整体性、完整性和完美性的表达的象征一致——四位一体和圆形的象征。因此，我将这一过程称为自性化过程。（*Collected Works, Vol. 7*）

自性化过程只有在一个人对自身人格不断了解的基础上才有可能实现。正如我们上文所讨论的那样，照片与艺术作品的特定结合是一种强有力的方法，有助于一个人去探寻自我认知，并超越对立面的张力。

本书分为四个部分：自性领悟、缓解痛苦和症状、团体治疗、讨论。在可能和可行的情况下，我们重现了来访者的照片艺术治疗作品，作为这些概念的示例。

第一部分包含六个章节，聚焦于个体在自性化道路上的自性领悟。第 1 章探讨了促进领悟"自我与自然世界的关系"的照片艺术治疗方法。第 2 章则是探索自我与他人关系的方法。第 3 章详细介绍了探索"人格面具"（即我们投射到他人身上的人格）的方法。第 4 章关注"阴影"这一概念，即人格中被压抑或忽视的部分。第 5 章讨论了照片艺术治疗与原型之间的关系，并以民间故事和童话故事为例进行说明。第 6 章运用照片艺术治疗的方法对梦境和积极想象进行了探讨，并以此结束本书的第一部分。

第二部分包含了对心理障碍（如焦虑、抑郁和恐惧）的具体治疗建议，并附有示例说明。第 7 章与恐惧有关，特别关注了儿童，包括将沙盘游戏与照片相结合的治疗工作。第 8 章讨论了在解决个人内部冲突时使用照片艺术治疗的方法。第 9 章是关于运用照片艺术治疗来处理倦怠、优柔寡断和抑郁的内容。第 10 章通过一个案例研究，展示了照片艺术治疗如何帮助一位有童年创伤经历的成年人疗愈内心的伤痛，并走出被虐待的阴影。

在第三部分，我们有三章关于团体治疗的内容。第 11 章"视觉转换团体"描述了作者开发的一种照片艺术治疗团体技术，这种技术具有多模态性质，融合了艺术、摄影、录像、动作和语言讨论。第 12 章和第 13 章则讨论了团体治疗中的常见问题，包括如何增强团体凝聚力，以及如何为"停滞"的团体注入新的活力。

第四部分仅包含两章内容。第 14 章探讨了保密性相关的伦理考量和实践问题（包括艺术材料的使用），并简要介绍了一些创新性的照片与录像艺术项目——这些项目或因新颖，或因发展尚未成熟，或因概念特殊而不适合在其他章节中详述。第 15 章是本书的简要总结。

基于语言的包容性和流畅性，我们在不同段落中交替使用"她"和"他"作为通用代词。文中所有来访者的身份都经过保密处理，所有来访者的艺术作品均获授权出版。

致谢

在本书的不同阶段，有许多人给予了帮助。英格丽德·本德（Ingrid Bender）提供了部分材料。休斯敦 C. G. 荣格教育中心的图书管理员简·佩里（Jan Perry）为我们提供了参考资料。梅·保利森（May Paulissen）博士和大卫·韦斯特（David Vest）博士阅读了早期的手稿并提出了宝贵的建议。芭芭拉·巴特勒（Barbara Butler）为我们打了几章的字。我们尤其感谢那些慷慨地允许我们复制他们的艺术作品并评论他们的人。

目　录

第一部分　自性领悟

自性（Self）是所有人格理论和日常生活中的核心概念。我们会说一个人自私，会谈论自性概念、自尊、自我激励、自我塑造、我自己、她自己、自我实现、自我成就等。谈论"自性"很容易，但给"自性"下定义却并非易事。荣格曾这样描述自性：

> 意识与无意识并非绝对地相互对立，而是相互补充，共同构成一个整体，即自性。根据这一定义，自性是一个高于意识自我（conscious ego）的存在。它不仅包含意识，也包含无意识心灵，因此可以说，自性是一种我们从属于其中的人格状态……若要清晰地想象出我们作为自性的模样，会超出我们的想象能力。因为在这一过程中，部分需要尝试去理解整体。我们几乎不可能对自性达到哪怕近似的了解，因为无论我们多么想令心灵素材变得有意识，总会存在数量不定的无意识材料，它们均来源于自性的整体。因此，自性永远是一个超越性的存在。（*Collected Works, Vol. 7*）

如果我们永远无法真正了解我们的自性，那为何还要尝试呢？自性领悟（self-understanding）或自性认识（self-knowledge）

值得付出努力吗？荣格强调，自性认识以及随之而来的行动，能让一个人摆脱自我（ego）的专制。这样，人们就不会被充满个人愿望、希冀和恐惧的自我中心世界所束缚，而是能更自由地参与到更具客观性的更广阔的世界当中（*Collected Works, Vol. 7*）。

显然，荣格认为认识自性是一件好事。我们完全赞同，并设计了以自性认识为目标的照片艺术治疗活动。在第一部分，我们将详细介绍六种不同的自性认识方法。第 1 章探讨自性与自然世界的关系；第 2 章则更多地关注个体与他人的关系；第 3 章涉及人格面具，即我们为了向世界展示而精心塑造的个性部分；第 4 章探讨人格的阴暗面，即我们所模糊地感知到的阴影部分；第 5 章则着眼于更广泛的原型；第 6 章讨论如何通过梦境和积极想象来理解自性。这些概念将在每个章节的开头部分进行更详尽的描述和讨论。在每一章中，我们都会展示来访者在自性领悟过程中所创作的艺术作品，以及他们对这些作品的讨论。

第1章　与自然相联结

你被刺耳的闹钟惊醒，身处一座恒温建筑中，窗户永远紧闭着。你用预热好的水洗了个澡，吃了预制的早餐，然后乘电梯下到封闭的停车场。接着，你钻进温控汽车内，将车驶入混凝土建造的高速公路，周围是同样被封闭在各自车内的人们，你们彼此隔绝，免受自然和其他人的干扰。驶离高速公路后，你进入另一个封闭的停车场，再乘电梯来到恒温的办公室，在人造灯光下度过一天。下午5点，你重复着早晨的步骤，回到家中。

将这一情境与下面的情境进行对比：

你伴随着晨光醒来，惬意地伸了个懒腰，坐起身来，双脚落在地板上。找到拖鞋后，你漫步到厨房，煮上一壶咖啡。手捧热气腾腾的咖啡杯，你静静地走到阳台上，看着太阳从树梢上升起。草地上，薄雾笼罩。在树林边缘的草地上，有六只母鹿和两只小鹿在觅食。透过薄雾，你还能看到小鹿的耳朵在微微颤动，雾气已弥漫至母鹿膝盖的高度。母鹿低头觅食时，它的头会暂时消失在雾中，随后猛然抬头重新出现，时刻警惕着捕食者的威胁。虽然看不到它，但你猜想，有一只公鹿正在树林边缘放哨。

当太阳一点点照亮草地，驱散了薄雾，万物的色彩由灰暗转为粉红，鹿群消失在森林的庇护之中。你听见一只知更鸟站在屋子角落那棵生机盎然的橡树的最高枝上鸣叫，两只红雀叽叽喳喳地叫着，它们的鲜艳色彩与门廊尽头冬青灌木的深绿色形成鲜明对比。头顶上，一只赤肩鵟在草地上盘旋，似乎在寻找一只粗心大意的小老鼠作为早餐。它的伴侣一动不动地站在森林边缘一棵树的树顶的枯枝上。也许稍后，你会看到它们一起捕猎。

现在天已大亮，你重新倒了一杯咖啡，回到门廊处，坐在台阶上。橡树旁的草丛中，一阵窸窸窣窣的声音引起了你的注意，你发现一只灰松鼠早早地出来埋藏橡果以备过冬，其中大部分橡果都会被松鼠遗忘，接下来有些会发芽，标志着一棵棵新橡树的诞生。你的目光被吸引到橡树顶端，在蓝天的映衬下，你看到松鼠把巢穴筑在高高的枝丫上，以远离危险。二月份的时候，那里有松鼠宝宝，也许现在这只在草丛中勤劳挖掘的松鼠就是在那个巢穴里出生的。

当你沉浸于清晨的景色和气味之中时，你变得与和你共享这个世界的小生灵更加协调。一只蜘蛛守候在它闪烁着露珠的网上，蚋虫细小的翅膀在阳光下闪闪发光，一只蝴蝶扇动着翅膀在花丛中翩跹地飞走了。你会意识到自己是数百万乃至数亿生命中的一员。蚯蚓在你脚下盲目地挖洞，成群的毛毛虫啃食着叶子。更小的生物捕食，也会被捕食，然后繁殖、死亡，生生灭灭于大自然永无止境的循环之中。

意识如同晨光般澄明，你明白自己是自然的一部分。万物相互依存，没有了动植物，你也无法生存。地球丰富的资源并非供你肆意取用和丢弃，而是让你使用并持续再生。带着蕴含敬畏和谦逊的满足感，你回到屋内，准备迎接第二天。

我们这个时代的一个大问题，就是人们总想要控制和利用自然，而非让自己融入其中。我们筑坝截流、砍伐树木、捕杀动物，建造复杂的设施来抵御自然的力量。但与此同时，我们又渴望回归自然，于是又去做园艺、露营、徒步、划船、滑雪。这种人与自然关系中基本的矛盾心理，正是本章的主题。我们设计的练习旨在帮助来访者更好地理解他们与自然的关系。此外，了解一个人与自然的关系，也能引导他了解自己的内心世界。荣格认为，在我们追求意识的理性和理解的过程中，我们可能会与自然世界疏离。

分析心理学是对意识过度理性化的一种回应，这种过度理性化试图控制自然，却因此将人类与自然隔绝，剥夺了人类自身的自然历史。人们发现自己被局限在了一个有限的当下，这个当下仅由出生与死亡之间的短暂时间构成。

这种局限性使人觉得自己是一个无意义的偶然存在，正是这种感受让我们无法以应有的强度去体验生活，从而无法充分享受生活的乐趣。生活变得乏味，不再展现人的完整性。这就是为什么有那么多未被体验的生活沉入无意识之中。人们生活仿佛穿着蹩脚的鞋子在行走，完全丧失了原始人生活中那种典型的永恒特质。被理性主义的围墙所包围，我们与自然界的永恒隔绝开来。分析心理学试图通过挖掘我们那些被理性主义所排斥的无意识幻想意象来拆掉这些围墙。这些意象位于围墙之外，它们是我们内在天性的一部分，显然埋藏于我们的过去之中，而我们对它们筑起了理性的围墙。分析心理学试图解决由此产生的冲突，但并不是像卢梭那样"回归自然"，而是坚持我们已经成功达到的理性水平，并通过了解人类的心理基础来丰富意识。（*Collected Works, Vol. 8*）

　　在我们的照片艺术治疗任务中，我们不是问"自然是什么"或"我能为自然做些什么"，而是问"在与自然的关系中，我是谁"。这个问题并没有否定我们当前的理性水平，但同时它要求我们"挖掘被理性化排斥的、无意识中的幻想意象（fantasy-image）"。这些幻想意象在以海报纸为背景的照片和其他艺术媒介中显现为可见的形状。通过审视我们与自然的关系，我们开始欣赏自然韵律的永恒性以及我们在自然界中的位置。

　　自然界无处不在，是一切可见或可触摸的事物。因此，我们所说的"自然"，并非指那些纯粹的精神或虚幻的事物，而是将自然界视为精神和心灵的象征。例如，在神话中，我们看到了无数用自然符号象征超自然幻想的例子。此外，这些神话符号反过来又反映了心理过程。"所有被神话化的自然过程，如四季更替、月相变化、雨季等，并非这些客观事件的隐喻；相反，它们是对内在、无意识的心理戏剧的象征性表达，这种戏剧通过投射的方式（即反映在自然事件之中）而为人的意识所感知"（*Collected Works, Vol. 9*）。

通过了解我们与自然的关系，我们不仅会感到与自然更加"和谐"，更深刻地理解我们的自然史，还能通过自然本身那些古老的象征符号，更深入地认识自己的内心世界。自古以来，天空就是精神的象征；水反映心灵的深度；大地是孕育万物的摇篮；植物和动物可以象征生命本身和繁殖过程。而对许多人来说，某些动物象征着不同的情感，比如兔子象征胆怯，狮子象征自信和骄傲，狗则象征友善。

自然活动

在"与自然的关系中，我是谁"的活动中，我们为来访者提供海报纸、相机、胶卷、剪刀、胶水以及各种艺术媒材。我们要求来访者思考自己与大地、天空、动物、植物和水的关系，并想象如何通过摆出不同姿势来描述这五种关系。在这个活动中，来访者无需追求完美的自然背景来构图，因为借助艺术媒材，他们可以画出动物、山脉、树木或其他任何东西。来访者还可以从杂志上剪下图片，添加到自己的艺术作品中。不过，我们鼓励来访者在户外拍照，以便他们能更关注自然。

当来访者确定好姿势后，治疗师或其他治疗小组成员用拍立得拍摄照片。每个人总共会拍摄五张这样的快照。

当来访者完成五张快照的拍摄后，治疗师会请来访者思考，如何将这些照片组合在一张海报纸上，以呈现出他们与自然相关的自画像。他们可以从相纸上剪下照片，也可以用其他材料装饰海报纸的背景，比如油画棒、薄纸、彩色纸、马克笔、丝带和纱线。许多人还会收集树叶、草、树皮、羽毛和其他自然物品，并将它们添加到艺术作品中。

我们鼓励来访者以轻松和兴奋的心情来完成这项任务。与本书中的其他所有练习一样，完成这个练习的方式没有对错之分，最终作品是否具有艺术性也并不重要。我们让来访者相信他们与生俱来的创造力，并"跟随"任何他们感觉"正确"的东西。来访者发现，如果他们在海报纸上到处移动材料，尝试不同的形状、颜色和物品，就会出现一个看起来合适、可见的形状。有些人更喜欢使用五张不同的海报纸，并分别准备五种拍照姿势。

海报制作完成后，我们需要请来访者谈谈他们的作品。如果我们进行的是团体治疗，通常会先让团体成员两两配对交流，然后再与整个团体分享。我们提醒团体成员，要不加批判地倾听，不要试图分析或批评其他成员的作品。与其分析艺术作品，我们更愿意让来访者尽可能多地谈论作品，并尽可能多地建立联想。治疗师可能会提出引导性问题或发表评论，例如："告诉我关于那个形状的事情"，或者"我注意到这张照片和绿色圆圈之间有联系"。

当来访者谈论他们的作品时，他们经常表示，要是当初自己能用不同的方式完成某些部分就好了。我们鼓励来访者以任何他们想要的方式修改作品，添加新照片、改变颜色或形状，或做出任何他们希望的改动。随着联想变化，图像也会变化。重要的是过程，而非结果。

邦妮（Bonnie）

1987 年，邦妮是加尔维斯顿岛（Galveston Island）上一栋海滨别墅举办的周末进阶工作坊的团体成员。团体中当时有八名成员，两名带领者分别是科比特和弗莱里尔。在那个周末，除了安排了许多艺术治疗练习外，我们还要求团体成员准备三幅海报来表现"在我与自然的关系中，我是谁"。由于时间紧迫，我们只分配了三个主题："在我与空气的关系中，我是谁""在我与水的关系中，我是谁"和"在我与大地的关系中，我是谁"。

当时，邦妮的父亲身患绝症，病情危重。在她心中，父亲已经不在了，她正在为他哀悼。然而，邦妮表面上并没有流露出悲伤。她显得有些高傲，似乎对他人漠不关心。或许是因为她明显的冷漠态度，在那个周末的某个时刻，团体中的一些成员对她进行了言语攻击。他们这么做时，剩下的团体成员站出来为邦妮辩护。而她在那个周末创作的艺术作品，透露出她所有行为的真正动机，以十分明显的方式展现了她的悲伤。邦妮的画作色调以黑色和灰色为主，创作内容也非常简单。作为示例，我们在此展示她创作的《在我与水的关系中，我是谁》的海报（图 1-1）。海报中，邦妮跪在海浪边，呈沉思状。在照片两侧，她画了巨大的灰色柱子，左右两侧各三根，并通过贯穿照片上方的一些灰色拱形线条连接在一起。在她的照片和柱子下方是三条代表水的灰色波浪线。

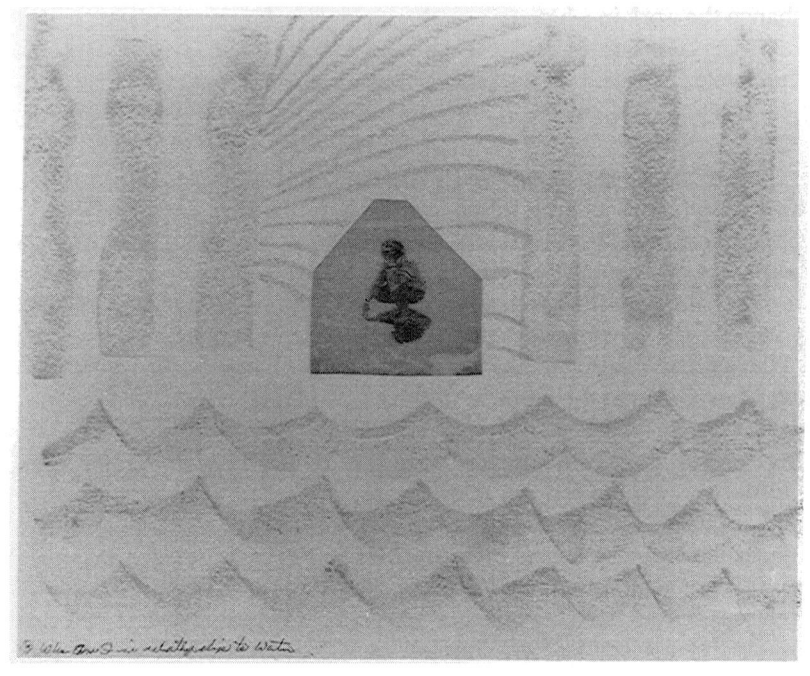

图 1-1　邦妮的海报：《在我与水的关系中，我是谁》

　　在被问及这幅海报时，邦妮写道："我很悲痛。我家原本有七口人，现在只剩六口了。中间的射线代表我父亲的力量，即使他已经不在了，他的力量仍然围绕着我。"

1991 年 8 月，我们联系了邦妮，希望将她的艺术作品用于本书，她欣然同意并接受了有关这幅作品的采访。以下是她的讲述：

1987 年，我正因父亲的离世而沉浸在悲痛之中。如今，1991 年，我发现自己再次陷入悲伤——这次是因为一位罹患癌症的挚友即将离世。当我看着这幅作品时，许多相同的感受涌上心头。水象征着生命过程的永恒，给了我一种平和的感觉。借助家人的力量，我能够以充满爱意的方式照顾我的朋友，并放手让他走向生命的终点。如果我没有从这个源泉中感受到能量，我会感觉这个过程更加令人痛苦。又一次，我能够深入内心，审视自己生命的有限，并对自己的生活做出新的决定。

《在我与空气的关系中，我是谁》（海报未展示）这幅作品描绘了一架小飞机飞翔在海滩上空，用蓝色和黄色的线条将飞机与太阳相连。右下角的设计展现了色彩和线条的自由，并包含了象征生命的螺旋。今天，这幅作品带给我的感受依然如故。当我的生活变得复杂时，我仍然会借助飞行来获得新的视角。当设计出自我自己之手，而非他人之手时，在设计中发挥创造力既令人满足，又令人振奋。过去四年的生活丰富多彩、复杂且充满挑战。我对自己的设计感到满意。

《在我与大地的关系中，我是谁》（海报未展示）这幅作品中，我用海滩上的石头、树枝和贝壳在沙子上设计了一个图案。我在图案周围画上线条，代表我父亲的生命激起的涟漪永无止境。我意识到，这对于我的朋友来说也是如此。即使在他去世后，他对我生命的影响也将塑造我对未来的反应。

当我看着这些四年前创作的作品时，我意识到我想要传达的信息是：死亡不会中断爱。我相信这次练习会给我所需的力量，帮助我这位即将离世的朋友。谢谢。

在这四年间，邦妮为自我疗愈创作了大量的拼贴画。与书中展示的海报不同，她近期的作品丰富且复杂，色彩和质感都极为生动。她本人也像这些作品一样，个性复杂且丰富，我们相信，她正在逐渐理解这一点。

参与这项自然主题练习的每个团体成员都会以不同的方式完成作品。在第 10 章中，我们展示了朱迪思（Judith）的作品及她对自己作品的评论，她童年时曾遭受过虐待。她的部分作品是对自然主题练习的回应。与这里展示的邦妮的作品相比，朱迪思的作品更加细致、更加乐观。事实上，每个进行这项自然主题练习的人都会以不同的方式对待它。

最后一个例子，是赫尔佳（Helga）关于她的自然主题海报的评论（艺术作品未展示）。赫尔佳的照片艺术治疗任务涉及她的"阴影"，同时还包含了她生活中的一些细节，这在本书第 4 章中会有所呈现。赫尔佳将五个自然主题练习放在了同一张海报纸上。她在办公室外的一个小公园里为其中四张照片摆姿势合影，在室内与毛绒动物玩具——一只老鼠和一只熊一起拍了第五张照片。她评论说：

> 这张海报展现了我与自然的关系。在上面的图片中，你可以看到我与天空的关系。我张开双臂，想要与天空融为一体。我爱天空，尤其是这里，得克萨斯州的天空。它总是呈现出有趣的事物，像戏剧、像故事。尤其让我着迷的是傍晚的天空，从黄色、橙色到紫色和银灰色，它展现出美丽且熠熠生辉的色彩渐变。在寒冷的日子里，当我望着云层成形时，经常会想起那首《谁家的羊儿最漂亮》的歌谣。有时，云朵看起来像是被粉红色的雪纺绸覆盖着。如果我有足够的绘画技巧来描绘这些天空的景色，我会一幅接一幅地画下去。天空往往具有抚慰人心的特质。当我走过被炸毁的城市，空袭后的废墟仍在冒烟，我眼前有时会浮现出战争的画面。但太阳仍照耀着废墟，仿佛什么也没发生过，仿佛它想说："你们在做什么？"就像是来自大自然的嘲弄。
>
> 彩虹。每个人可能都希望生活中有彩虹，它是美丽的象征。我爱彩虹，就像我爱天空一样。但有时人们的生活中并没有彩虹，而要想看到彩虹，必须先下雨。雨水对地球、自然和人类都至关重要。从象征意义上来说，雨水可能意味着人们生活中的悲伤。每个人在生命中都会在某个

时刻经历一些悲伤的事情，如果我们不必经历这些，那该
有多好。我可以轻易地不去经历这些。

这些照片描绘了我与植物的关系。哎，这是一个无尽
的主题！在这张照片中，我依偎在一棵树下。我非常喜欢
树，并且可以花很多时间与它们相处。这棵树既有去年的
叶子，又有今年春天的花朵。真是让人难以置信！

我喜爱秋天，爱它的五彩斑斓，尤其喜欢初秋凉爽的
北风，还有天气渐寒的冬日。人们可以外出散步，回家后
感到神清气爽。当树木以幽灵般的姿态伸展着光秃秃的枝
条指向天空时，它们就成了绝佳的绘画素材，尤其是当它
们覆盖着西班牙苔藓时，就像一些古老的幽灵。

我在大自然中的植物中有许多发现。如果我有更多的
时间，我一定会画很多自然风景画。有时，一棵树就足以
让我着迷。或者，画一幅只有各种形态和颜色的叶子的画
就会很有趣。我一直想写一个关于逃跑的叶子的故事。总
有一天我会写的。

当然，我无法想象没有花朵的大自然。我照料我的花，
就像它们是我的孩子一样，它们也充满感激地绽放。在照
料花时，我经常哼唱一首歌："一朵花赠予了我。"我简直不
忍心摘下它们。通常我会让它们一直生长，直到自然枯萎。
我们窗前的两丛玫瑰已经三十一年了，还可以开出花朵。

下一幅画展示了我与大地的关系。我躺在绿油油的草
地上。草叶是如此娇嫩柔软，躺在上面感觉就像躺在苔藓

上一样，非常舒适。大地涵容万物，我们生活在她的怀抱中。她为我们提供生活所需的一切，因此，有了"大地母亲"的说法。

我与动物的关系体现在我与熊和老鼠拍摄的照片中。我非常喜欢动物，我也像照料孩子一样照料它们。我们养了一些鸡，在我知道它们喜欢淋雨之前，每次下雨我们都会跑出去把它们带回鸡舍。毕竟我是在城市里长大的，后来才明白它们不需要被带进室内。动物是我的伙伴，看着它们让我觉得很放松。只有当动物变得具有攻击性时，我才会避开它们。即使狗因为高兴而跳到我身上，我也不喜欢。我觉得老鼠很有趣。我特别喜欢幼小的动物。

最后一幅画代表了我与水的关系。水是所有生命，甚至是混凝土（使其不开裂）所必需的。我喜欢离这里不远的大海，喜欢跳进海浪里。海湾的水像洗澡水一样温暖，有时感觉海浪仿佛在轻抚着身体。夏天，在这里最好的活动就是游泳。

我的海报上的深棕色毛线是为了给原本单调的绿色草地增添一些趣味。我在大自然中发现了许多绿色和棕色。当我看到粉色和棕色的毛线时，我想起了小时候喜欢的粉色和深棕色的搭配。所以，我想以某种方式把它们融合在这幅画里。

邦妮、赫尔佳和朱迪思用不同的方式完成了这项作业，但似乎每个人都从练习中得出了一些感悟或解决了某些问题。我们的经验是，与自然有关的作业确实能提醒我们注意自己与自然之间不可分割的关系。

第2章　与他人相联结

很明显，人类是群居动物。作为一个物种，我们聚集在家庭、企业和行业团体、社交俱乐部、社区、城镇、城市和国家等各种各样的社会单位中。在这些社会单位中，我们每天都在与他人交往。我们每个人在与他人互动时，都带着一种基本的社会取向，这种取向决定了互动的性质和结果。从根本上说，荣格同意阿尔弗雷德·阿德勒（Alfred Adler）的观点，即我们本质上都彼此关心、彼此需要，并渴望和谐共处。他也赞同阿德勒提出的优越感与自卑感的概念，以及权力意志理论（*Collected Works, Vol. 7*）。也就是说，一方面是社会兴趣，另一方面是追求优越或权力，二者之间始终存在着相互作用。当对优越的追求凌驾于对和谐关系的需求之上时，就会形成神经质或自我挫败的生活方式。

在阿德勒的基本概念的基础上，荣格加入了他著名的外倾（extraversion）和内倾（introversion）态度维度，这些态度适用于生活的方方面面，尤其是我们与他人的关系。在个人的意识层面，一个人可以是外倾的、开朗的，或是内倾的、害羞的。这些基本的优越与自卑、内倾与外倾的取向，可以描述和解释一个人对他人态度的许多方面。

在荣格的复杂理论中，他更深入地探讨了人际关系，并讨论了我们每个人心中都有的阿尼玛（anima）和阿尼姆斯（animus）

这两种原型（关于原型的更详细的讨论，请参见第 5 章）。阿尼玛是男性心中的女性原型，而阿尼姆斯则是女性心中的男性原型。由于有这两种原型，我们所有人都可以在无意识中自动了解异性，因为我们都同时拥有女性特质和男性特质。男性识别自我或意识时，认同男性特质，相应的女性特质成为无意识。而女性则有意识地认同女性特质，相应的男性特质成为无意识。桑福德（Sanford）在 1980 年称无意识中的阿尼玛和阿尼姆斯为关系中的"隐形伴侣"。他写道：

> 这一切对两性关系有着重要的启示。男性通常认同男性特质，并将自己女性化的一面投射到女性身上；而女性则通常认同女性特质，并将自己男性化的一面投射到男性身上。这些投射出的心理形象成为每一段男女关系中的隐形伴侣，并对关系产生巨大影响，因为不论在哪个有投射发生的地方，承载着投射形象的人要么被严重高估，要么被严重低估。在任何一种情况下，承载着投射形象的个体的真实人性都会被投射出的形象所掩盖。在阿尼玛和阿尼姆斯方面尤其如此，因为这些原型具有如此强烈的神圣感，这意味着它们充满了心理能量，因此容易在情感上抓住我们。所以，这些投射出的形象对我们具有磁力效应，承载着投射形象的人往往会极大地吸引我们或排斥我们，就像磁铁吸引或排斥另一块磁铁一样。

可以说，在每一段关系中都有四种人格在相互作用：一对显性的伴侣和一对隐性的伴侣。因此，其中极易产生混乱和矛盾。此外，阿尼玛和阿尼姆斯都具有积极和消极的特质，投射出的阿尼玛或阿尼姆斯可能在某一刻看起来极具吸引力，下一刻又突然变得令人反感，这与对方实际上是什么样子无关。

舒茨（Schutz, 1958）对我们的社会取向进行了另一项分析。除了外倾和内倾、优越和自卑这两个维度以及原型基础之外，舒茨还提出，我们应该将"包容""控制"和"情感"这三个领域视为最重要的三个取向。此外，他进一步扩展了自己的模型，用以反映我们在多大程度上渴望被包容、被控制和得到他人的情感关怀，以及我们在多大程度上希望将他人纳入自己的活动、控制他人以及向他人表达情感。我们很容易看出，舒茨的模型与荣格和阿德勒的理论能够很好地契合。一个害羞、内向的人不会想参与别人的活动，也不会表达情感，尽管他可能渴望得到别人的关爱。一个追求优越感的人会想要控制别人，但可能对情感不感兴趣。投射出的阿尼玛和阿尼姆斯会加剧或扭曲这些欲望。

舒茨（1978）研发了一份量表，即《基本人际关系取向 - 行为量表》（the Fundamental Interpersonal Relations Orientation-Behavior, FIRO-B），用于确定一个人在包容、控制和情感这三个方面的人际关系取向。同样，《迈尔斯 - 布里格斯类型指标》（the Myers-Briggs Type Indicator, MBTI）也是一份根据荣格理论开发的测验，有助于确定一个人内倾或外倾的程度（Briggs & Myers, 1977）。治疗师和来访者发现这些工具对他们很有帮助。

照片艺术治疗

尽管我们始终需要与他人建立富有成效且令人满意的关系，但我们很少审视自己的基本社会取向。在这项照片艺术治疗任务中，我们要求来访者做到这一点。来访者在多大程度上追求优越感，或者屈服于自卑感？来访者内倾或外倾的程度如何？来访者对阿尼玛或阿尼姆斯原型在多大程度上有所觉察？来访者在包容、控制和情感方面如何？来访者是否想要控制他人，却又不想被任何人控制？来访者是否渴望得到他人的关爱，却又无法表达关爱？来访者自己的阿尼玛或阿尼姆斯投射是否过于强烈，以至于掩盖了真实的他人？显然，对我们来说，更好地了解自己的社会取向是与他人建立更好关系的基础。反过来，与他人建立更好的关系又会给我们带来更加满意的生活。

与他人相关的任务

我们将这个照片艺术治疗任务称为"在我与他人的关系中，我是谁"。更具体地说，它包含三个练习："在我与男性的关系中，我是谁""在我与女性的关系中，我是谁"和"在我与儿童的关系中，我是谁"。针对某些来访者，还可以设置其他与来访者相关的、更具体的任务。例如，来访者可以审视自己与老年人、学生、教师、不同文化背景的人，甚至是配偶或其他个体的关系。

治疗师和来访者会就之前描述的关系取向进行讨论。结合FIRO-B 量表和 MBTI 量表的结果，有助于来访者更清晰地了解自己的取向。讨论结束后，要求来访者从上述三种关系中选择一种，并决定用一个或多个姿势来反映自己对该群体的基本态度。

来访者摆出姿势，治疗师或团体成员为其拍照。

将照片图像剪下来并粘贴在一张海报纸上，然后使用其他艺术媒材来完成海报，可以使用彩色卡纸、彩色记号笔、油画棒、薄纸、杂志图片、纱线和缎带等作为辅助材料。这张海报描绘了"在与男性（或女性，或儿童）的关系中，我是谁"。

（言语）处理过程

在个体治疗中，治疗师将海报作为治疗的参考和焦点。在团体治疗中，拍照搭档首先互相分享自己的海报，尽可能详细地（在自己感觉舒服的范围内）对海报内容进行说明，然后再与所有团体成员进行分享。在进行团体治疗时，来访者在分享阶段会有些尴尬，有时在与治疗师的一对一互动中也可能这样，因为团体搭档或治疗师是被讨论人群中的一员。如果来访者正在探讨自己与女性的关系，而治疗师或搭档是女性，那么她们就成了被审视的对象。在某种程度上，治疗师（更有可能是团体搭档）会将来访者所说的话或多或少地往自己身上联想。治疗师和团体成员必须格外注意，以避免变得具有防御性。

下面，我们将以詹姆斯（James）完成的"在我与男性的关系中，我是谁"的艺术作品为例进行说明。治疗过程中的对话逐字稿转录如下，它展示了艺术作品如何成为治疗的言语部分的中心。摄影和艺术创作是在同一次治疗中完成的，而言语处理则是在一周后进行的。这里给出的示例是詹姆斯参与的多次照片艺术治疗中的一次。在对关系的初次讨论中，詹姆斯发现舒茨的日常语言对于他决定如何进行摄影和艺术创作非常有帮助。他的治疗师是弗莱里尔。

詹姆斯

　　詹姆斯是一位四十岁的离异父亲，是两个年幼孩子的监护人。他最初接受治疗是为了更清楚地了解自己的情绪，并控制自己有时令人恐惧的愤怒。他对待治疗任务非常认真，全神贯注、一丝不苟地完成了所有的摄影、艺术作品和言语处理作业。

　　《在我与男性的关系中，我是谁》海报包括詹姆斯的三张照片、三张照片的底片，以及三幅画在彩色卡纸上的绘画作品。其中，三张照片被粘贴在不同颜色的卡纸背景上。以下是治疗过程的逐字稿。治疗师是弗莱里尔。

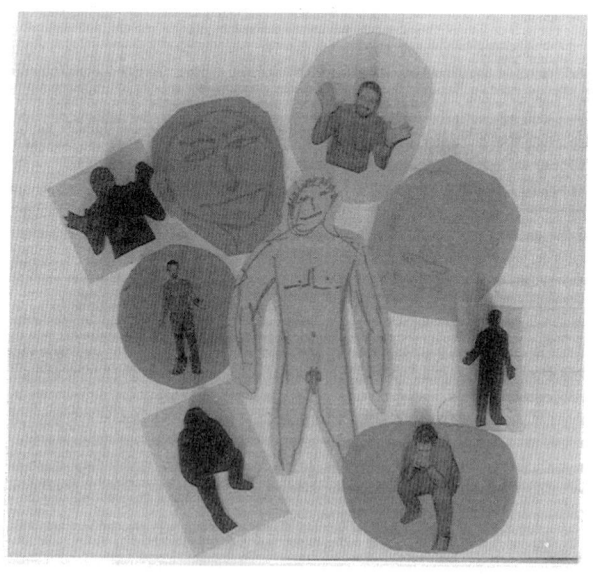

图 2-1　詹姆斯的海报:《在我与男性的关系中，我是谁》

詹姆斯：我自拍的照片是我本人，而我画的则是其他人。

治疗师：这些是指特定的某位男士还是泛指男性？

詹姆斯：我并没有特指某个人，只是泛指其他男性。但他们代表了其他男性的不同方面。这些（指着自己的照片）是我希望别人看到的我的不同部分。而这些我从照片背面取下的底片，则代表了我自己的一些不确定的方面，一个灰色地带。

治疗师：先从这三张照片开始，介绍一下它们吧。

詹姆斯：这是我在与其他男性接触时表现出的态度（右下角照片），谨慎、防备、紧张、担忧。这是我随着与其他男性交往的深入逐渐敞开心扉的样子（左边照片）。当我感到自在时，会展现出更多的自我，变得脆弱，并希望从对方那里得到更多。这张（右上方照片）是我与一些我认识的男性相处时的样子，我很放松、自然、开放。这更像是我的理想状态，但并不是在所有情况下都能做到。

治疗师：在你能够与他们这样相处之前，你需要了解他们的哪些方面呢？

詹姆斯：我不太确定。我想在某些方面，他们内心深处可能与我相似。

治疗师：所以当你发现你们有一些共同点，比如一些共同的东西，也许是共同的价值观……

詹姆斯：嗯。我们可以一起承担一些风险。你知道，不是每

个人都能这样的。但随着时间的推移，当我们更深
入地互相了解后，他们也更多地了解我时，是可以
做到的。

治疗师：在你目前的生活中，就有一些你可以坦诚相待、无
须防备的人。

詹姆斯：是的，虽然有时需要经过一段时间才能达到那种
程度。

治疗师：这段时间比你希望的要久吗？你是不是想更快地达
到那种程度？

詹姆斯：不。我发现这确实需要一段时间，我也接受这一点。

治疗师：你好像会欣赏自己在一段时间内可以对他人有所保
留和有所防备的这个事实。

詹姆斯：我之所以决定把这些（三张黑色底片）挂在这里，
是因为在我和其他男性交往中，有些时候我对自己
想要展现的自己以及自己想要被看待的方式感到不
确定和不舒服。我觉得我有一些防御机制，我有一
些想要展现出来的形象。这更多是一种防备的姿
态，因为我还在试探对方，想了解与什么样的人相
处是可行的。

治疗师：你有没有过因为太快相信别人而受到欺骗的经历？

詹姆斯：有的，我能想到好几个这样的例子。可能是我让自
己变得太脆弱了，所以感觉遭到了背叛，因为太希
望被他们接纳。这三幅画（指三幅画作）展现的是

不同的男性形象。据我所知，没有特别指代谁。这幅（中间黄色卡纸上的画作）展现的是完全的男性形象。他很强壮，不躲藏，是我不介意亲近的人，他也不害怕我接近他，甚至向我袒露心声。这更符合我自己的这一方面（指右上方的自拍照）。

治疗师：没有什么好隐瞒的，都很坦诚。

詹姆斯：嗯，但这还是比现实更理想化。我不确定我是否和任何人有这种关系。

治疗师：这是一种很自然的关系。

詹姆斯：嗯。（长时间的沉默）

治疗师：那另外两幅画呢？

詹姆斯：在这里，在这里，我正在慢慢了解……（左上方红色卡纸上的画作）。

治疗师：那是一个具体的人吗？

詹姆斯：不是。这里没有具体的人，尽管我想我可以把他们和具体的人联系起来。通常，这是我与其他男性刚刚接触时他们的样子，他们好像在打量我，看我有几斤几两。

治疗师：看起来不太友好。

詹姆斯：确实。他们会眯着眼睛看你是什么水平。

治疗师：带着评判，在我看来也是这样。

詹姆斯：还有一种想要辨别的特质……嗯，我想是评判吧。而有些关系永远不会超越这一点。

治疗师：你们揣测对方，同时也在被对方揣测。

詹姆斯：而这与这些（指向右下角自己的照片，然后指向左边的照片）相呼应。有时我的状态会在这个（左边照片）和这个（右下角照片）之间来回波动。有时我会像这样（左边照片），认为我可以，认为这样很安全，去看看他们是否会超越这一点（左上方画作）。但大多数情况下，它会回到这里（右下角照片），我们就会终止这段关系，除非它是像工作中或学校里这样的强制性关系。

治疗师：特定的人是如何进入你的框架中的呢？作为男性代表，一个显而易见的人当然是你的父亲。他是你可以敞开心扉的人，还是必须对他保持警惕和戒备的人？顺便问一下，他还健在吗？

詹姆斯：是的。我在这些照片中都能找到我和他的关系。

治疗师：这是一种复杂的关系。

詹姆斯：但是有时还有一点这张照片（左上方画作）的感觉。

治疗师：他还是会用有点眯着的眼睛看你、评判你。

詹姆斯：没有那么明显。我大多时候看到的是这样（其他两幅画作）的他。有时我看到的父亲像这样（中间画作），我们之间非常开放和自然。有时我看到他像这样（指着右边绿色卡纸上的画作），成为一个具有某种敏感特质的人，我认可他，也尊重他未能达到这种理想状态（指着中间的画作）的局限性。有

时我对他有一种疏远的感觉，就像这里（右下角照
片）。这种情况是周期性的，而且不常发生，但当
它发生时，我会感到非常失望。我会在一段时间里
退回去，减少和他接触。

治疗师：你能否确定是什么导致这种情况发生，是什么触发
了它？

詹姆斯：我只知道当我允许他处于权威地位评判我的行为
时，这种情况就会发生。然后，我们之间的关系就
发生了变化。我变得像是那个羞愧的小男孩，而他
则是愤怒的父亲。

治疗师：当你开始觉得自己像个小男孩的时候，就是当……

詹姆斯：我觉得他有时把我当小男孩对待。我不一定觉得自
己像个小男孩。有时我开始表现得像个成年人，却
感觉没有被当作成年人接纳。也许在那段时间里，
我确实扮演了那个角色。

　　　　我在想这张画（右边画作）代表的是一个特定的
人。我脑海中刚好浮现出他的形象，他可能是我在
高中时最好的朋友，现在他已经去世了。他是我觉
得对我有着特殊保护性的爱的人之一。我们彼此尊
重、彼此欣赏，不会过多评判对方。当我们不赞同
彼此时，也会自由地告诉对方。我们觉得彼此之间
非常坦诚。

治疗师：你和他之间的关系很自然，你不会觉得必须时刻

小心。

詹姆斯: 是的,我不觉得。他有先天性心脏病,但他活得比医生预期的时间长不少。当他去世时,大家都有些难过。他的去世确实令人伤心,但他的葬礼却有点像是一场庆祝,一次美好的告别。

治疗师: 他去世时你多大?

詹姆斯: 那是五年前的事了,我当时三十五岁。他比我大一岁。

治疗师: 这么说,你失去了一个非常亲密的朋友。

詹姆斯: 虽然我们已经有几年没那么亲近了,因为他成了家,搬走了,但我们一直保持着联系。我想我之所以感到难过,是因为我已经有好几年没见到他了,也没太多参与他的生活。他取得了一些成功,家庭和事业也稳定了下来,而我没有太多参与这些。

治疗师: 你去参加他的葬礼了吗?

詹姆斯: 嗯。(长时间地沉默,看着艺术品)

治疗师: 还看到了其他什么吗?

詹姆斯: 我意识到,从我开始做这件事起就有了一个发展的过程,甚至从我们拍照到我按这个顺序完成它们的时候。但我感觉这里好像少了点什么。我知道在我和男性的关系中,我想达到这里(右上方照片)并停留下来,但我在这里(右下角照片)感到不舒服,并且知道如果不能从这里走出去,不能到达这里（左上方画作）并偶尔来回（从左上方画作到右上方画作），关系就不能持续。而且在那三者之间还缺了点别的东西。

治疗师：你是说还有其他阶段吗？

詹姆斯：嗯，是的。我不确定是不是……也许是两个阶段，看起来有些愤怒和退缩，就像我感到受伤的时候。

治疗师：那颜色呢？有时颜色可以代表某些情绪。你用了蓝色、红色、黄色和绿色。你当时是在考虑这些颜色吗？

詹姆斯：我当时并没有想用颜色来表达情绪，但我知道我想要某种颜色的平衡，而且我希望它们是原色，这样我就可以把它们和某些东西联系起来。这里的黄色（右上角照片的背景）代表了一种广阔性。

治疗师：那么红色呢？

詹姆斯：（长时间的沉默）我不知道。当我看这一张（左边照片的背景）时，红色就像温暖，但在这里（左上方画作）它几乎就像愤怒或其他什么。

治疗师：你和南希（Nancy，之前的心理治疗师）去年谈到过愤怒。可能正在发生的是情绪的混杂。有时感觉像是愤怒，有时又感觉更像是温暖或类似的情绪。

詹姆斯：而这个（右下角照片的蓝色背景）就像隔离，但并不总是带有负面意义。有时它退回到我的内心，并且对此感到安全。独处是可以接受的，有时我也需要独处。

治疗师：让我印象深刻的一件事是，你把画作和照片一一进行了匹配，使用了红色和黄色，但没有使用蓝色。然后你选择了在这幅画作中使用绿色。也许这就是你觉得缺少的东西。蓝色所代表的是孤独，这幅画作里没有与之匹配的内容。

詹姆斯：当然，我在组合颜色时的逻辑是使用原色。

治疗师：你想把它们都用上。

詹姆斯：嗯。

治疗师：当你处于孤立状态时，身边没有其他人，所以没有与之对应的内容，这在某种程度上是有道理的。

詹姆斯：你说得有道理。这让我想到不赞同、愤怒和关爱之间模糊的界限。

治疗师：对于你感到亲近的人，有时他们会带着不赞同、怀疑或其他情绪。你永远不知道别人什么时候会不赞同你或对你持怀疑态度。

詹姆斯：我以前没意识到，和好朋友之间可以这样相处——我们关系很好，但是说"我觉得你这里做错了""我觉得你做得不对，你偏离主题了"之类的话并不会产生威胁。

治疗师：是他对你说过这样的话，还是你对他说过？

詹姆斯：都有。当这种情况发生时，我们会相互倾听，而不会感到受伤或被拒绝。

治疗师：你生活中还有其他人可以取代他的位置吗？

詹姆斯：有。

治疗师：所以这个（右边的画作）代表的不止一个人。你生活中还有其他可以坦诚相待的男性。

詹姆斯：嗯，是的。我想到的那个人，我们并没有真正建立这种关系（指着中间的画作），因为我们的关系被中断了，你知道吗。我们的关系在青春期和二十岁出头的时候最好，然后我们就分开了。我们错过了很多共同的生活经历。我当时还没有发展到能够审视自己、努力提升自己、解决一些内心冲突的地步。我认识他的时候，内心还很纠结，所以他从来没有看到过我的这一面（指着中间的画作）。而我也没有敞开心扉，看到他的这一面。

治疗师：这是你最近的新进步，这个更自由的部分。

詹姆斯：嗯。在过去五年左右的时间里，我觉得和其他男性接触，也让他们接触我，经常进行有意义的讨论、互相认可或质疑，都让我感到很舒服。我可以向其他男性寻求建议，就像他们是导师一样。

治疗师：听起来你喜欢这种发展、这种进步。

詹姆斯：是的，这很有价值。这个（左上方红色的画作）是我现在感受到的我和老板的关系。在我看来，他通常是这样的，很爱评判人，很虚伪。

治疗师：你不信任他。

詹姆斯：是的，如果我像这样（指着中间的画作）表现出太多，他会用这一点来对付我。

治疗师：你觉得他会怎么对付你？

詹姆斯：我觉得他在一定程度上已经在暗地里这么做了。但我认为……他会表现得好像一切都没问题，就像这样（指着右边的绿色画作），但内心却像这样（指着左边的红色画作），有点疏远我。我有几次看到他表现出这种非常不认可我的一面。但我不认为这是我的原因，他就是这么一个人。我不得不经常待在这里（指着右下角的照片）和他在一起。其实，我表现自己的方式更像这样（指着左边的照片和底片），要么是阴影，要么是透明的，有时就是不太显眼。

治疗师：如果你觉得这幅作品需要调整，不妨试着增添或修改一些内容。要是依然觉得少了点什么也没关系，或许过段时间，你自然会明白缺的是什么，到那时再补充进去就好。

詹姆斯：现在我把作品挂在这里，能看到它是如何与我的生活相对应的。

治疗师：你也可以把作品挂在你能看到的地方。

詹姆斯：比如挂在我的房间里？

治疗师：某个地方，作为一种提醒。

詹姆斯：我可能会这么做。它会给我一些指引。

詹姆斯后来完成了一幅描绘他与女性关系的海报（未展示）。正如他在治疗中所讲述的那样，他与女性的关系一直不太稳定，甚至曾诉诸身体暴力。这幅海报比上文描述的那幅要大得多，包括从杂志上剪下来的图片，以及五张他自己的照片和五张用红色或黄色卡纸画的女性画像。以下是关于这幅海报的治疗对话记录：

治疗师：请继续描述你的作品。如果我想到一些问题，我会提问。

詹姆斯：好的。这是关于"在与女性的关系中，我是谁"的海报。去年我来这里时，我想要解决的问题之一就是我在与女性的关系中感受到的愤怒。这是我首先放在这个角落里的内容之一。（左上角是一组贴在红色卡纸上的绘画和照片。有一幅画在红色卡纸上的愤怒女性画像，下面是一张詹姆斯的照片，背景是红色卡纸，紧挨着右边是另一张詹姆斯身体的照片，身体上方画着一个巨大的红色愤怒面孔。）这些是我自己摆拍的照片，我做出了愤怒、不认可的表情，身体姿势也很紧张。我试图通过姿势捕捉那种感觉。这里还有一张，展示了身体姿势，但我不喜欢那张脸，所以我在上面画了一张脸，我认为画的那张脸像我，可能是我看起来或感受到的样子。我在与女性，特别是与我妻子相处时，会变成那

33

样。我们会争吵，我会感到情绪失控。这幅（愤怒女性的画）同时也是她，展示出愤怒、不认可、指责的表情。

我剪下了这张照片（一张杂志上的篮球教练照片，他看起来很生气），因为我觉得我和他很相似。如果你仔细看，会发现他的脸非常红，充满了紧张感，这就是我有时在争吵时的感受，就像快要爆发的愤怒。但我看到，这个男人（教练）是在一个受控的环境中表达这种情绪的。他在表达自己，就像我有时希望可以在情绪方面做到的那样，而不必担心后果。如你所见，还有其他女性参与其中（背景中的女篮球运动员）。

我把这幅画放在中间底部（一张黄色卡纸上的大幅女性画像，拥抱着一张詹姆斯躺在沙发上的照片），这是我摆拍的，展现了一个放松、退缩、懒散的我，而这个女人，她拥抱着我，正在照顾我。记得我们之前谈过，我与女性的一种关系就是，我希望被照顾，像被母亲呵护着一样。这么说可能相当准确。我有时期望女性为我做些什么……只是为我做些什么就好，我自己做不了的事，或者我需要她们做的事。这涉及某种情感支持，或是帮助我处理生活中我不太擅长的领域。这是我在与女性的关系中依赖她们的一面。

这幅画在这里（左下角，用卡纸剪出的一个金发女性的画像）只是……我把这幅画放在这儿是因为我喜欢它。我觉得它很适合这个区域。我用找到的一张整洁的小纸把它拼在一起——用它做成了这个女人的头发。

在海报的另一边（海报的右侧）展现了我与女性关系的另一个角度。中间这张小图（杂志上的裸体女性身体，加上用蓝色卡纸画的头部）在某种程度上是从这边的愤怒状态（海报左侧的一组作品）向那边更加深情、嬉戏的状态（海报右侧）以及与性相关的领域的过渡。在右侧（红色卡纸背景上的詹姆斯照片），我试图表现的是一张更加放松的脸。我的额头放松，眼睛睁大，充满好奇、专注、敏感，并且反应敏捷。也就是说，当我和某个人完全在一起时，我了解他（她），也享受做自己。在与他们相处的时候，我就是这样的感觉。这只是一张嬉戏的图片（杂志上的一对跳舞的情侣的照片），是我希望能多做的事情。这位男士正在享受跳舞，他看起来像是在做顽皮的表情，和这位女士一起大摇大摆地走来走去。我害怕跳舞，但跳舞是我希望能多做的事情，虽然我已经逃避了好几次，不过它确实是一项有意思的活动。

治疗师：你跳舞的时候会感到尴尬吗？你会跳舞吗？

詹姆斯：我已经很久没有跳舞了。可能去一次就可以跳了。我跳的时候真的很享受其中。如果我能练习一下，或者上一堂舞蹈课之类的，我感觉会更好。所以这张图片看起来很有趣，我始终认为这是一项有趣的活动。

这张图片（一位裸体女性的背影，站立在齐腰深的水中）我觉得是一张非常性感、美丽的女性身体的图片。她背对着我，但在另一张图片中（海报上詹姆斯的正面照片）她面对着我，我站在她面前。

在我作品底部的是一张表现亲昵和爱抚的图片（杂志上的一张情侣躺在床上的照片，男人的脸贴在女人的脖子上）。两个人显然非常放松，彼此碰触。

在这里（海报的最右边，在蓝色卡纸上），我尝试画了一双微笑的嘴唇，这是一张女性微笑的图片。

我觉得我在这个（黄色卡纸上的女性脸庞，头发是用金色箔纸剪出来的）女性脸庞上画得稍微好一些。

治疗师：那是一张非常愉悦、象征着接纳的脸庞。

詹姆斯：是的，是的。这是我的一张照片，别人给我拍的，是我第一次向女性展现自己时希望呈现的样子（照片中的詹姆斯半个身体藏在门后，从门口向外探出身子。它被贴在海报纸的右下角）。这是好奇，是友善，你可以看到我正在打开门，留下第一印象。

我通常比较擅长给别人留下第一印象，而不是之后的印象，所以我觉得很放松。我在逐渐了解一个人的过程中，时不时会重新找回那种感觉。我假装自己第一次见到他们，每一次留下的印象都是第一印象。同样地，这也是我开启一段关系，靠近对方，询问是否可以更进一步地靠近的时候。这也是我在亲密关系中更喜欢记住的一个方面，尊重女性的个人空间，始终以这种态度去接近对方。我可以再靠近一点吗？我可以了解你吗？（长时间的沉默）

治疗师：你对于愤怒的部分有没有什么线索？是什么触发了它？当你在制作这张海报时，你是从愤怒的一面开始的。

詹姆斯：嗯。（长时间的沉默）

治疗师：好吧，那我换个方式问。这种愤怒是对某一个人的吗？比如你的前妻，还是对多个人？

詹姆斯：不止一个人，不止一次。

治疗师：你有没有到动手打女人的地步？

詹姆斯：嗯。

治疗师：不止一次？

詹姆斯：嗯。

治疗师：我之前听你说过，你想达到能够表达愤怒的状态，但是要以一种更可控的方式，而不是动手打人。教练的那张照片就代表了这一点，他在大喊大叫，显然很生气，但并没有打人。

詹姆斯：我不是在生谁的气。

治疗师：你有没有过感到生气但能够控制自己的经历？

詹姆斯：是的，我有过控制愤怒的时候，事实上，现在回想起来，我没有控制愤怒的时候仅发生在两段婚姻中的某些时刻，还有几次是和孩子在一起的时候。当然，我说没有控制，并不是说我完全失控了。但到了某种程度我确实失控了，没法达到我想要的那种自控。我只有在最初的爆发之后才有能停下来的自控力。不过哪怕我真的打了人，我也不是那种停不下来的反复打。就像……除了和孩子们那次，我觉得根本算不上打人。只是……真的用力打了三下，也确实不应该用那么大力气。对我妻子，我就是抓着她的肩膀或头发，紧紧地抓着，同时大声吼叫，试图控制她的行动。所以，我还是有一定控制力的。对于自己失控的那一刻，我仍然感到非常糟糕。但我不会说自己完全失控了。

治疗师：这和你妻子没有照顾你，或者不愿意照顾你有关吗？

詹姆斯：我觉得在某种程度上是有关的，当然，都是在争论中，而且她也没有按我希望的方式做出回应。她生气了，不同意我，根本不愿意让步。她发牢骚，大声喊叫。我只能选择用这种方式回应她。

治疗师：是和你的第二任妻子还是第一任妻子？

詹姆斯：都有过。

治疗师：你想过吗？如果你的愤怒真的失控了，你觉得你可能会做什么？

詹姆斯：那是一个很个人的想法，我留给自己的幻想。

治疗师：好吧。

詹姆斯：我害怕伤害别人。是的，我害怕伤害别人。我以前差点就伤害别人，从身体上来说，我很容易就能做到这一点，以至于我已经有过身体暴力和身体控制的行为。我意识到这种可能性，但是我不想那样做。这让我想要控制自己表达愤怒的方式。

治疗师：如果你感兴趣的话，我想告诉你我在你的作品里没有看到的东西，可以吗？

詹姆斯：嗯。

治疗师：首先，我看到的是攻击性的关系和愤怒。我看到很多亲密行为，如性亲密、肢体接触等。但我没有看到平等、相互尊重的关系，比如一起工作，或者一起去散步。当你在制作这张海报时，你想到过这些吗？还是你想到过，但是决定不包含这些内容，还是……

詹姆斯：确实出现过。我正在找一些游戏或类似活动的图片，比如一些人一起玩游戏的图片。或者是一起完成某种任务的照片，那是我最后打算放在这里的内容之一。我不知道该怎样构建那样的场景。这是我在我所经历过的亲密关系中缺乏的，也正是我一直想要拥有的——一起享受简单的事情。

治疗师：我想知道，这是否可能与愤怒和攻击性有些关系？如果你的基本倾向是被人照顾或寻求亲密，但生活中的女性并不想要这两种关系中的任何一种，而是想要柏拉图式或平等的关系，那么我想知道这是否会让她对你产生一些不认可，反过来这又可能会让你生气。所以我刚才问你，能否确切指出，是哪些原因导致了你那些过激的举动？

詹姆斯：在我的两段婚姻中，似乎……嗯，在我的第一段婚姻和第二段婚姻的前几年，我都深陷酒瘾和毒瘾，没有花太多时间和我妻子一起参加休闲活动。

治疗师：当你和她一起参与活动的时候，是不是只有亲密活动或者更多的是你被她照顾的那种事？你知道我在说什么吗？

詹姆斯：嗯，是的，要么是亲密活动，要么是家务事。很大程度上是我情感依赖，我们也经常吵架，我不记得有多少快乐的时光。在我的第二段婚姻中，当我们有了孩子后，我记得我们一起做过一些事情。在前几年里，我曾希望这段婚姻能够维持下去。似乎这段关系在某些方面有了新的潜力。但我想，一切都太晚了。积怨太深了，我们之间存在许多怨恨和未愈合的伤口。似乎我们的交流越来越多地陷入这种愤怒的模式，频率也不断增加，仅仅是一起外出做些事情都充满了怨恨。还有经济压力和工作的不确定性，我们在劳动分工和财务问题上争吵不休。除了和孩子一起做些事，我们没有其他排解压力的方式。我们很少享受彼此的陪伴，比如一起去看电影或散步。但其实当我们这样做的时候，感觉还不错，彼此陪伴是很好的活动。

治疗师：那么，这对你未来与女性的关系有什么启示呢？

詹姆斯：我认为，首先要尝试探索共同感兴趣的领域，并找出我们可能享受一起做的事情。生活中有很多紧张和压力，特别是在我的生活中。我确实需要做些这样的事情，它们让我感到非常愉快和放松。

治疗师：我认为，你总是很快上床，很快进入发生亲密关系的阶段，而没有太多考虑你之前提到的那些非亲密关系的兴趣。你最终只是在寻找可以上床的人或可以照顾你的人。

詹姆斯：很长一段时间以来，我就是这样在一段关系中寻找自己的价值。通过我的性表现，或者她们有多想要我，或多么想要与我发生性关系的程度上，判断自己的价值。我觉得在这分居后的八个月中，我取得了很大的进步。我经历了许多孤独，并且非常渴望与某人发生性关系，但我没有去追求这样的关系。我让这种空窗期保持了一段时间，因为我意识到，

41

我在与人交往时，会倾向于利用别人，并且在某个方面依赖别人，而排斥其他方面，所以我并没有去追求那种关系。我开始投身于其他我感兴趣的事情。你刚刚给我的提示很好，它告诉我该如何看待未来的亲密关系。

治疗师：总结一下，我认为可能让你愤怒的是，你与女性的关系要么是基于"你照顾我"，要么是基于"你和我上床"。如果这两种需求——依赖或亲密都没有得到满足，那么你就会生气。

詹姆斯：我从中看到了很多，因为问题不仅仅在于"你和我上床"或者"你照顾我"，也可能比这更普遍。我确实觉得，我在思考与女性的关系的某些方面时遇到了困难，我不知道如何与那些不能被我暴力地拒绝，也不能与我亲近、在性方面接受我以及照顾我的女人相处。

治疗师：处理这个问题的一种方法是幻想这是一段关系的开始，一切都是开放的，可能性几乎无穷无尽。当你第一次遇到一个女人时，你会感到好奇，并对各种可能性持开放态度。后来，当你更了解她时，你会幻想自己是第一次见到她，就好像你不想太过局限。我想说，你将关系限定在这两种可能性——亲密或依赖上，而不是更加尊重彼此。当然，我不只是说你，我觉得我们所有人都会这样做。很多男人

对待女人的方式容易陷入这两种模式：给我做饭，

打扫房子，或者我们去上床吧。

詹姆斯：嗯，我想更多地了解基于相互尊重、给予与接受的

关系。我很好奇，很感兴趣。

治疗师：我想，如果你提问的话，女人们会和你讨论的。

詹姆斯：（笑着）这难道不是一种依赖吗？我对一个女人说，

告诉我什么是相互尊重。

如你所见，詹姆斯充分利用了照片艺术治疗这一媒介，为他在理解自己分别与男性和女性的关系方面的自我认知提供了视觉参照和焦点。他利用自己的照片、杂志上的公开照片以及其他艺术媒介，将自己与男性和女性之间复杂而微妙的关系构建成一种视觉形式，从而获得一些对自己与他人的关系的新视角。

从治疗师的角度来看，这些海报也为詹姆斯所讨论和描绘的关系提供了现成的参考。治疗师和詹姆斯都能清晰地看到他在与男性和女性交往时带入的情感、预设和期望。

第3章 人格面具

　　"人格面具"一词的英文"persona"源于古希腊戏剧，指演员佩戴特定角色的面具来扮演某一角色。在荣格的分析心理学理论中，人格面具是我们向他人展示的特定面具。用荣格的话说，"人格面具是个体意识与社会之间复杂关系的系统，恰如其分地说，它是一种面具，一方面旨在给他人留下特定印象，另一方面也掩盖了个体的真实本质"（*Collected Works, Vol. 7*）。此外，荣格指出，从根本上说，人格面具并非真实存在，它是一种幻象，是社会与个体之间，就个体应呈现何种形象达成的一种妥协（*Collected Works, Vol. 7*）。人格面具可表现为一种职业、一个职位、一个头衔，看似真实，实则只是二维形象。试想一下，当我们问"你是做什么的"时，我们会得到一个回答："我是一名工程师。"此时，职业已然成为一种身份。

　　荣格进一步指出，一个人若要实现自性化（individuation），就必须彻底摒弃人格面具。若是一个人躲在职位、头衔、名字背后，他就否定了自己成为真正独特个体的机会。当一个人的人格仅仅等同于其人格面具时，他不过是个毫无深度和内涵的平面木偶。

　　然而，塑造和维持这种人格面具是基于现实的需要。为了可预测性，社会要求我们向外展现一个平面化的自我形象。社会对得体举止的需要，决定了我们要戴上一副面具。为了达成我们的目标，我们必须将私密生活隐藏在公开的面具之后。

社会生活需要如此。这种常见的公开生活和私密生活之分，割裂了我们的意识，这是荣格坚持认为的对立面张力的又一例证，他认为这是人类心灵能量的源泉。这也是一种需要超越的张力。如果一个人只是一味地躲在面具背后，以至于否认了自己的私密生活，那么他就成了一个"人造人"。但是，如果没有面具，他的朋友和熟人也会一直被他的私密信息轰炸，这显然不是他们愿意看到的。妥协是必要的，也是不可避免的。但这种妥协往往是失衡的，更倾向于让人格面具占据主导地位。

若允许人格面具统治整个人格，会产生什么后果？在极端情况下，便是神经症。荣格强调，一个人"若想抛弃真实的自我，转而青睐于人造的人格（artificial personality），必将受到惩罚。即使尝试这样做，在大多数案例中，个体也会无意识地产生各类反应，表现为糟糕的情绪、情感波动、恐惧、强迫观念、退行、恶习等"（*Collected Works, Vol. 7*）。忽略整体人格而仅关注人格面具绝非明智之举。因此，识别和打破人格面具是有益的。我们认为，关键在于拥有选择权——即在任何特定情境下，选择是否展现某种人格面具，而且这种选择不应受到焦虑、强迫、抑郁等心理病理症状的影响。要拥有选择权，首先必须了解自我。

在探索自我的过程中，我们需要了解自我的人格面具，以及这背后所对应的私密生活。对此，我们设计了一套详尽的工具来协助来访者获得此类知识。我们将这套工具称为"自画像盒子"

（self-portrait box）。一个人的人格面具可以划分为六个部分：身体面、灵性面、家庭面、社交面、职业面以及情感面。盒子的六个面分别代表人格面具的六个方面。

凯斯（Keyes, 1974）报告了一套她研发的工具，命名为"自我盒子"（The Self Box），这与自画像盒子类似，但不一定需要用到照片。凯斯指导个体在盒子里放入一些具有象征意义的物品，代表个体隐藏的部分，并在盒子外部画上或贴上自己喜爱的图片或物品，用来象征对他人显露的部分。

由于自画像盒子被分为六个面，每一面又包括内外两部分，完成它通常需要六到十二次不同的会谈，或者一次非常长的活动，比如周末的一场工作坊。有些人倾向于每次只完成盒子的一面，每周一次。而另一些人则不喜欢几周都处于未完成的状态，希望能在一到两次会谈中就完成整个盒子。治疗师在活动时间的安排上应保持灵活性，尽可能地顺应实际情况。

人格面具练习

为了完成这项练习，治疗师需准备一台相机和胶卷，一个 8 英寸 ×8 英寸 ×8 英寸（1 英寸 = 2.54 厘米）的硬纸盒（我们发现 8 英寸或 9 英寸的正方形盒子最为理想，但也可以使用其他尺寸），十二张 8 英寸的海报纸或画纸，一支铅笔，以及各种艺术材料、胶水和剪刀。各种尺寸的盒子可在包装用品店购买，也可以使用鞋盒或其他现成的盒子，有位来访者就曾用过一个水果包装箱。

　　来访者需要用铅笔在盒子外部的六个面上分别标记"公开身体自我""公开社交自我""公开家庭自我""公开职业自我""公开情感自我"及"公开灵性自我"。而在盒子的内部，相对应的每一面则标记着"私密身体自我""私密社交自我"等，与盒子外部的"公开"标记形成对应。这样一来，来访者便拥有了一个立方体，外部展现了六个公开形象的面，内部则对应地映射着他私密形象的六个面。

　　如同书中所描述的其他练习一样，在团体治疗中，来访者需要两人一组进行合作，或者由治疗师协助来访者进行练习。来访者先从六个"公开自我"中的一个"自我"开始着手，从哪个先开始其实并不重要，但他们似乎都有偏好，有些人可能倾向于选择难度于他们而言最低的那个。相反，有些人选择先处理最难的部分。我们鼓励大家从自己最舒适的方面入手，避免过度焦虑。接下来，来访者选择一个能体现该公开形象的身体姿势拍照。为了讨论方便，假设来访者选择了"公开身体自我"。他可能会摆出慢跑的姿势，向大众展示自己对健康生活方式的兴趣。夸张一点的姿势也没关系。确定好姿势后，来访者做出动作，由治疗师或搭档负责拍照留念。

　　出于实际考量，艺术创作不会直接在盒子上进行。因为大家可能会想要对作品做出修改，而在盒子上进行改动会比较困难。此外，在盒子内部狭窄的空间中直接进行创作也颇为不便。如果来访者愿意，可以将照片裁剪成所需形状，然后贴在海报纸或画纸上。照片还可以用其他艺术媒材来添加背景，比如记号笔和彩色卡纸。在我们讨论的案例中，来访者或许会在照片周围画上跑道、街景或健身房。一旦作品完成，就可以将其粘贴在盒子相应的那一面上。

在完成对"公开自我"的探索之后，成员可以开始着手"私密自我"的练习。通常，这项练习会在之后进行，因为盒子每一面的完成可能都需要耗费一个小时甚至更久。以"身体自我"为例，假设来访者知道自己患有严重的高血压，而且家族中有心脏病史，他的父亲和两位叔叔都在五十岁前因心脏病去世，私下里，他对自己患心脏病的风险深感忧虑。然而，他一般不会把这些私密的信息告诉别人，他认为病史属于个人隐私。他可能会摆出一个捂住胸口的动作来反映这份担忧，仿佛他正在经历心肌梗死。他的搭档或治疗师会用即时摄影捕捉这个姿态，随后来访者依照之前的步骤，完成照片的加工和装裱。这件完成好的作品会被粘贴在盒子内部，与"公开身体自我"的那一面相对。

在整个摄影和艺术创作过程中，治疗师与来访者进行持续的对话，来访者对姿势的选择、对艺术媒材的挑选以及整个艺术创作过程，都成了对话的催化剂。与大部分艺术治疗的练习一样，这项练习所关注的重点在于心理过程，而非美学效果。

当完成盒子的其中一面（包括内部和外部）之后，来访者可以挑选另一面继续完成（同样地，先完成这一面的外部，再完成内部）。最终，来访者将得到一个展示自画像的立方体，其外部展现的是来访者的公开形象，而内部则记录着其私密生活。如果来访者希望内部的内容保密，他可以将盒盖粘牢，这样其他人便无从得知盒内藏有照片。

在这个过程中，一个有趣的现象发生了。有些来访者一开始会对公开部分和私密部分做出相当清晰、明显的区分。但随着摄影和艺术创作的深入，公开和私密之间的界限变得越来越模糊，将公开自我和私密自我区分开来也变得不那么重要了。换句话说，此时人格面具开始逐渐瓦解。有些来访者甚至还在盒盖上安装了把手，这似乎是对他人窥探其私密内容的一种邀请。

从理论角度来看，尚不完全清楚为何自画像盒子会导致人格面具开始瓦解。但其中一种可能性是与秘密相关的，荣格在 1929 年曾对此有所论述（*Collected Works, Vol. 16*）。在文章中，他写道：

> 任何被隐藏起来的东西都是秘密。拥有秘密就像拥有一种"心灵毒药"，会使拥有者与群体疏远。与人分享的秘密有益，正如仅为个人所拥有的秘密有害一样。后者就像罪恶的重担，使独占秘密的人不幸地与群体切断联系。但是，如果我们清楚自己在隐藏什么，所造成的伤害肯定要比我们不知道自己在压抑什么，甚至根本不知道自己有压抑行为要小得多。

> 保守秘密或压抑情感，若只是个人行为，就会成为一种对心灵的伤害，最终会招致疾病。但是，当我们与他人交流互动时这么做，就符合自然规律，甚至可以被视作有益的美德。唯有独自压抑自我，才是不健康的。仿佛人类天然享有这样的权利：在他人的灵魂中照见阴暗、缺陷、

愚钝与罪孽。毕竟，这是我们为了自我保护而深藏起来的东西。而在自然法则看来，掩盖自身的卑劣如同沉溺于卑劣一样，同样悖逆天道。人类的心灵深处仿佛存在着某种良知，它会严厉惩罚那些始终执迷于自我辩护、拒绝在某个时刻卸下道德盔甲、坦然承认"我亦凡人"的人。倘若一个人无法坚守这样的良知，就会有一堵无形的墙将他与那种至关重要的感觉隔绝开来，即感觉到自己也是芸芸众生中的一员。

因此，来访者向治疗师及团体中的其他成员展示自己盒子内的私密内容是健康且具有治疗效果的，因为独自保守秘密于心理上是有害的，而与少数人分享秘密则能带来一种共融感，并能减少自我防御的需要。

顺便说一句，荣格关于秘密的论述，在我们看来与团体心理治疗的实践密切相关。根据他的观点，与团体其他成员分享秘密，至少在某种程度上，具有治疗作用。而荣格坚决反对团体分析，这一点似乎又是矛盾的。关于团体照片艺术治疗的更多讨论，请参见第 11 章、第 12 章和第 13 章。

哈利

在第 6 章中，读者将会读到哈利的一个梦境；在第 8 章中，哈利分享了自己关于冲突的艺术作品；在第 9 章中也再现了哈利的一幅海报，与冷漠和周期性抑郁有关。在几周前的同一治疗项目中，哈利与搭档一起完成了自画像盒子。整个盒子的完成总共用了约二十小时，历时六周。其中一部分练习是与搭档共同完成的，另一部分则是在哈利灵感涌现时独立完成的。盒子的其中一面展示在图 3-1 中。以下是哈利对自画像盒子的评论：

> 自画像盒子对我来说极具挑战性，同时令人兴奋且意义非凡。我非常珍视它，将它像相册一样摆放在家里。在制作过程中，我的搭档给予了我很多帮助，在与她交流想法时，我能够更好地理解制作的内容并推进这个练习。
>
> 我从盒子的"公开社交自我"这一面开始。结果发现，这一面对我来说是最容易探索的。其他几面则更带感情色彩，尤其是与家庭相关的面。在我的社交生活中，我认为人们看到的是一个和蔼可亲、随和的我。我喜欢与人相处，更倾向于倾听而非谈论自己。在我的照片里，我静静地站在一群人当中，听着大家说笑，喝着啤酒。有人在大笑，有人在讲笑话，这里有各种各样的人。此外，我还从杂志上剪下了许多人物的照片。
>
> "私密社交自我"面的完成也相对容易。私下里，我认为自己需要花更多时间来培养友谊，所以我就简单摆了个姿势，拍了张照片，照片中的我正在和朋友们打电话聊天。
>
> 我记不清楚其他面是按照什么顺序完成的，只记得最后完成的是"情感面"。而且，"情感面"当中的"公开情感自我"面，我并未完成。我似乎找不到恰当的表达方式。

说实话，我在很大程度上隐藏了自己的情感，而且确实没有多少公开的情感表现。对于"私密情感自我"这一面，我却有清晰且轻松的灵感。我认为自己的情感就像走钢丝的状态，所以我做了一个跷跷板，在两端各放上一张自己的照片剪纸来保持平衡。而且我把两端涂成了不同的颜色，一端蓝色，一端橙色，背景也涂成了这两种颜色。我还将"情感面"设置为盒子的底面，因为我认为情感是基本的要素。相应地，我把"灵性面"设置为盒子的顶面。

我的"灵性面"对我来说是个谜。我不参与教会活动，也不相信或归属于任何有组织的宗教。然而，完成这项练习让我得出了几个相对清晰的结论。在公开场合，我声称相信上帝是爱的化身，这种爱在上帝与人、人与人之间自由流淌。我试图通过摆出一个由柳条编织的心的形状来表明这一点，这颗心自由地让任何东西流入流出。我用情人节的心形图案来象征爱在内心的进出流动，还用剪下来的心形图案把盒子的"公开灵性自我"面的边缘围了起来。然而，另一方面，我并不真的相信人类彼此相爱。报纸上满是谋杀和袭击的新闻，历史上充斥着人类对同类的残忍行径。但是，我想我还是愿意相信上帝就是爱的化身，也许从长远来看，这种信念会被证明是正确的。

私下里，我在大自然中感受到上帝和我自己的灵性。我的搭档给了我一张她在加尔维斯顿海滩拍摄的日出照片，我用它来展现大自然的灵性。那张照片就放在盒盖的内侧，打开盒子首先映入眼帘的就是它。它对我来说特别重要，因为这是我的好搭档赠予我的礼物，而且我经常在清晨漫步海滩、欣赏日出，只要有机会，我还会找个安静的时刻欣赏日落。

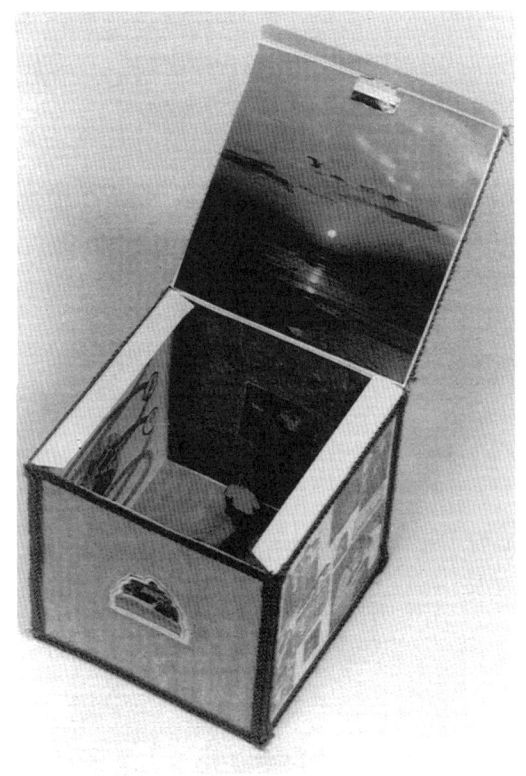

图 3-1　哈利自画像盒子的其中一个视图

在公开场合，人们看到我在行为举止上非常放松，我的朋友和同事经常说我看起来有多么放松。我确实很放松。对于"公开身体自我"面，我摆拍了一张坐在椅子上手拿书本的照片。这大概是个准确的写照。

然而私下里，我担忧自己逐渐老去。我现在四十六岁了，身体还算健朗，但我的大脑不如以前高效了。我开始遗忘事情，不得不更多地依赖笔记。有时，我会把重要的事情忘得一干二净。实际上，这不仅是衰老的表现，同时也有其他原因。事实上，我一直记性不好，偶尔会因为忘记别人的邀请或其他事情而造成尴尬。我不清楚我的记忆力是否真的变差了，但我认为大概率是这样的。虽然这在每个人身上都会发生，但这并不能减轻它对我的困扰。

记忆力的问题在很大程度上是私密的，因为它只能被间接地察觉到。我担心别人会误解我。如果我忘记了某个人的名字，那么他可能会认为我在摆架子。为了表明这种身体上的担忧具有私密性，我在"私密身体自我"面画了一个大脑的轮廓，并在上面叠加了通用的"禁止"标志。

我的自画像盒子中的"职业面"也与大脑有关。我认为我的职业涉及三大主要活动：教学、咨询和写作。所有这些活动都需要我思考和记忆。在"公开职业自我"面，我在中间画了一个大脑，周围画了一个三角形，将这三项活动联结起来。我摆拍了三张照片：一张是在黑板前教学，一张是在电脑前写作，还有一张是给一个人做咨询。

在"私密职业自我"面，我认为自己在职业领域中试图做的事情太多了。我的职业需要与各种想法打交道，但有时候就是想法太多了。我基本上可以按照自己的意愿来安排时间，但同时参与太多的活动，产生太多的想法，会导致自己的精力过于分散。我试图通过画一个螺旋线来表现这一点，螺旋线围绕着坐在书桌前的我。螺旋线里包含代表想法的灯泡。有些灯泡是绿色的，象征着尚不成熟的想法，它们需要进一步研究；有些灯泡是黑色的，象征着那些最终证明是无用的想法；还有一些灯泡是明亮的，象征着结果证明是很棒的想法；还有一些灯泡最初是明亮的，但不知为何没能保持下去，渐渐暗淡了。

所有这些想法都可能有助于研究项目以及其他工作。但让人感到难以理解的是，因为我不愿意把自己局限在任何一种追求里，所以这些想法有时让我难以承受。我在关于冲突的作品（见第 8 章）中谈到了这种个性特点。我一直在与这种试图"身兼数职"的想法做斗争。

对于自画像盒子中的"公开家庭自我"面，我借用了家庭相册中的照片，把自己原生家庭和现有家庭的照片都放了进去。在这一面的左上角，我贴了一张我的父母、哥哥和姐姐的照片，这张照片拍摄于 1948 年左右。而在这张照片下方，我贴上了我祖父和他的狗的照片，以及我的两位祖母的照片。在我的成长过程中，我与祖父母相处的时间很长，所以实际上我把他们当作自己的父母。我还有一张我母亲站在灌木丛后面向外张望的照片。我母亲总是那样默默在背后付出，她是个低调的人。不幸的是，在我十六岁那年，她因癌症去世了。

我的原生家庭占据了"公开家庭自我"面左侧的大部

分空间。在这一面的中间，我贴了一张我和刚学会走路的儿子的合照。不知为何，儿子在我的原生家庭和现有家庭之间架起了一座桥梁。我还贴了一张我妻子的照片，以及一张妻子和儿子的合照。我的岳母现在是我们家庭的重要成员，所以我也贴了一张她和我儿子的合照，他们经常待在一起。我还贴了一张我养子的照片，他现在住在另一个城市。还有一张我祖母墓前的照片。那块墓碑似乎也代表了我所有已经去世的家庭成员。我的父母、几个叔叔阿姨，还有我所有的祖父母，他们都已经去世了。现在，我仅有一位继祖母健在。

对于我的原生家庭，我有很多私密的情感。我的家庭曾经动荡不安。我的父亲大部分时间都住在精神病院。他不在家时我们这些孩子都很高兴，而在家时他就像个恶魔，所有人都小心翼翼地避开他。整个家依靠我母亲来维系，但她去世后，一切都乱了套。我通过在面板中间粘贴一张我母亲墓碑的大照片来展示盒子的"私密家庭自我"面，并且在上面叠加了一张我哭泣的照片。尽管她已经去世三十年了，我仍未真正释怀，我的哥哥姐姐也没有释怀。我们靠母亲照顾，她充当了父亲和我们之间的缓冲。在她去世后，整个家庭就分崩离析了，我们只能各奔东西。

对哈利来说，人格面具的自画像盒子是一个非常有意义且复杂的创作工具。他和他的搭档一起，花了大约二十小时来制作它。他不仅使用了搭档所拍摄的即时照片，还使用了家庭相册里的照片，以及杂志上的照片。这对他来说是一次深受触动的经历，尤其是与他的家庭有关的部分。

其他完成了自画像盒子创作的人也表示，这是一次非常重要的经历。赫尔佳（见第 1 章和第 4 章）完成了一个自画像盒子，现在她把它挂在家里展示，就像人们展示相册一样。她还在其中加入了家庭相册中的照片。

第4章 阴影

在荣格心理学中，"阴影"（shadow）这一概念如同基石，它指人格的阴面。它是被否认的部分，我们只能偶尔瞥见它，但如果没有付出足够的努力，我们就不可能直面它。在我们的人格中，阴影是处于无意识状态的那一部分，我们回避它，不满意它，还总是努力向自己和他人隐藏它。邪恶潜藏其中，但能量、创造力和知识也潜藏其中。

阴影的另一面被称为积极阴影（positive shadow），这一面会将一个人尚未探索或有待发展的积极特质投射到其他人身上。积极阴影和消极阴影一样，往往带有强烈的情绪，它们可能象征着一个人尚未实现的使命。通过钦佩或嫉妒这样强烈的情感，我们就有可能识别出它们。

玛丽-路易丝·冯·法兰兹（Marie-Louise von Franz, 1974）是这样描述阴影的："这是个'神话学'的名称，代表了所有处在我内心之中，而我无法直接知晓的东西。"霍尔（Hall）提醒我们，"阴影"一词并不意味着某种邪恶，而是单纯指那些被站在意识的"光"里的人丢进"影"里的东西。关于阴影的定义，霍尔有一套幽默的说法："我确信我没有，但我怀疑我有，所以，如果我真的有，我会希望谁也别注意到它。"

荣格在许多著作和讲座中都谈及阴影，他认为，阴影是无意识的入口。"这附着于每一人格中的黑暗，既是通往无意识的大门，也是通往梦的入口，阴影与阿尼玛这两个模糊的身影（figure），正是从此处走入我们每夜的幻想，它们不为人知，拥有着我们的自我意识。一个被阴影所拥有的人，永远都站在他自己的光里，也总是落入他自己的陷阱"（*Collected Works, Vol. 9*）。他认为，阴影不仅是通往无意识的入口，也是人格的重要基础。"即使是我们最纯洁和最神圣的信仰，其存在也有赖于极深邃和极黑暗的基础；毕竟，如果我们要解释一栋房子的构造，既可以从阁楼开始从上往下讲，也可以从地下室开始从下往上说，而后一种方式的最大优势就是具备了遗传学的正确性，因为房屋本就是从底部开始建造的，而万事万物在最初都是简单又粗糙的"（*Collected Works, Vol. 16*）。

荣格清楚地认识到，人们直面自己人格中的阴影，并承认直面它们是多么困难。"……与自己相处是更不愉快的，只要我们能够把一切消极的内容都投射到环境中，我们就能够避免这种相处。但是，如果我们能够看见自己的阴影，并且能够忍受这种知晓了阴影内容的感受，那么，我们就已经解决了问题的一小部分：我们至少唤醒了个体无意识。在人格中，阴影是一个涌动的部分，因此，它希望能以某种方式与人格并生。无论如何辩解，阴影都不可能不存在，它也不能被合理化为无害之事"（*Collected Works, Vol. 9*）。

弗雷·罗恩（Frey Rohn, 1967）也强调觉察自身阴影的重要性。她指出，个人阴影是极为重要的现实，作为一个"黑暗"的因素，它永远都存在，其影响力也将贯穿始终，就像我们的影子与太阳那样，在我们所做的任何事情中，阴影都占有一席之地。她断言，随着我们对阴影的思考的深入，我们将会更加接近人性。

阴影不可名状，人们总是难以理解它。几年前，一个正在接受治疗的男人讲述了这样一个故事：

> 我一直从梦中学习，尤其是应对噩梦中怪物的技巧。昨晚我做了一个梦，梦中我被一些黑影怪物追赶，我当时在梦里想着，自己应该转身问问怪物，问它想要从我这里得到什么。在梦里，我迅速地转身，但怪物也迅速地跟着我转，它仍然在我身后，我看不见它。我多次尝试转身，但是它每次都跟我一样快。于是，我一直没能看见到底是什么在追赶我。它一直躲在阴影中。我猜测，我还没有做好面对人格中这一部分的准备。或许以后我会的。

另一个离异的男人，他近期并没有和哪个人保持暧昧的关系。他讲述了一段类似的经历，但结局有所不同：

> 我梦到自己被一头疯牛追赶。我转过身问它："你想要什么？"这头牛带着歉意的语气回答，看起来也就不再吓人了："我希望你给我介绍几个女人。"我一下子就不再害怕了。

在第二个例子中，男人已经做好了准备，所以他能看见阴影中有什么，那只是正常的性欲。

阴影会在梦里出现，也会通过其他途径出现。我们往往会把自己的阴影投射到他人身上，尤其是与我们性别相同的人身上。如果我们遇见一个人，心中瞬间就升起了难以抑制的厌恶之情，那么，或许我们在他身上看见了自己的阴影。很明显，他人身上那些令人厌恶的特质，也许是我们不愿承认或无法承认的，但自己身上也具备的阴影特质。

我们有可能在事后才觉察到自己的阴影。我们可能做过一些事后才感到羞愧或内疚的事。因为行动过程中存在某种迫不得已的情况，以至于我们似乎别无选择。我们常常在事后不承认这些事是我们做的，声称我们不可能在清醒的状态下做出这样的事，说一些像是"有些东西支配了我""是恶魔操纵了我"之类的话。

阴影往往以多种形式存在于每个人的身上。在我们长大后，我们会具备关于"好坏"的评判能力。霍尔（1986）认为，人类在出生后的六到八个月就会形成对好坏的简单评判。在一个人的行为或想法中，任何对于"坏"或"邪恶"的认识都是不易被接受的，也因此被投入阴影之中。在这之后，我们仍能在自己的行为、态度或想法中偶尔观察到这些不被接受的阴影特质，并为此感到焦虑不安。

有些阴影特质是大部分人都能一眼认出的。其中，攻击者（aggressor）和战士（warrior）可能具有最鲜明的特征。攻击者常常以暴力和愤怒的方式来对待他人。戏弄、嘲讽、辱骂、尖酸刻薄的批评或直接的抨击都充满了攻击性，这些行为都反映了攻击者的阴影，例如虐待儿童和虐待配偶的普遍模式。除此之外，还存在像被动攻击（passive aggression）这样的微妙形式，即一个人在能够阻止伤害或暴力事件的时候却选择袖手旁观，或通过消极的行为激起别人的愤怒。青少年就特别擅长被动攻击：

"你刚刚去哪儿了？"

"出去了。"

"你在做什么？"

"没什么。"

吝啬可能潜藏在阴影之中。囤钱是其中一种，当然，一个人也可以对其他任何资源吝啬——时间、财产、善意，甚至是爱。狄更斯的经典作品《圣诞颂歌》（*A Christmas Carol*）里有一个名为埃比尼泽·斯克鲁奇（Ebeneezer Scrooge）[1]的角色，他就是这类阴影的化身。

虚头巴脑、装腔作势、暴饮暴食、言语攻击（如说三道四）、卖弄学问、搔首弄姿、偷鸡摸狗、贪得无厌、愚昧无知，这些也是阴影人格的特征。

阴影遍及诗歌、神话、民间故事、音乐、艺术等各种文化

---

1. 译者注：埃比尼泽·斯克鲁奇（Ebeneezer Scrooge）这一形象在西方文化中已成为"吝啬鬼"的代名词；荣格学派常将该形象引用于描述"阴影"或"阴影的整合"这一概念。

领域中。其中童话故事蕴含着浓厚的阴影色彩。谁不熟悉邪恶的继母、贪婪的兄弟、伪善而狡诈的姐妹和女巫？冯·法兰兹（1974）对于童话中阴影的分析或许值得读者研习一番。

尽管超出了本书的范围，但我们应当说明，曾有许多作者探讨过"集体阴影"（collective shadow）。群体暴力的共同经验就是一种例证。曾有条骇人的新闻：一名年轻的黑人男子被一群白人男子殴打致死，仅仅因为他们不喜欢他和当地一位白人女性交谈，这正是阴影存在于世的一个实例。毫无疑问，如果不是集体阴影中关于暴力和仇恨的集体倾向，这样的惨剧就不会发生。在1991 年 7 月的休斯敦，保罗·布鲁萨德（Paul Broussard）被一群持械游荡的流浪汉殴打致死，原因是保罗的性取向与他们不同。这是集体阴影所带来的另一场惨剧。有组织的暴力与战争也可以理解为集体阴影，在我们所处的世界中，已经发生了太多这样的事件。

我们秉持一种预设，即这些阴影，这些不可接受的冲动，对我们自身和他人而言都是有害的，但实际上也不全是这样。阴影同时具有积极和消极的特质。不可思议的能量和创造力也潜藏在阴影中。如果讨论暴力的话，暴力的阴影无处不在。有组织的阴影，如战争；充满憎恶的阴影，如谋杀、绑架和人身攻击。然而，我们也必须同样具备保护自己的能力，在必要的情况下，也可诉诸暴力。如果我们想过上一种自我实现（fulfilling）的生活，就必须维护自己的权利。就像霍尔指出的那样，由于"阴影焦虑"的存在，坚定自信常常被误认为是不可接受的攻击性行为

（1986）。愤怒有其存在的意义，它能够向他人传达我们的感受。但坚定自信是在不侵犯他人权利的前提下维护自身权益。对攻击者阴影的觉察和接纳，使我们能恰当地表达愤怒、坚持己见并保护自我。这样的觉察和接纳并不会悄无声息地就将失控的"攻击者"释放到世界上。恰恰相反，在意识层面觉察和接纳阴影，将使我们不会轻易地被它所控制。我们检查、审视这些平日里消极的面向，在梦里和投射中觉察它们。通过这样的方式，我们就有机会接纳并整合自身的阴影特质。带着这样的觉察，我们开始变得有所选择，而不再只是无意识地活在阴影的推动下。

本章将展开讨论照片艺术治疗中的作业，旨在说明我们应如何协助来访者，使他们能够对阴影进行更多觉察，并且通过这样的觉察，协助他们在自我层面实现从无意识到意识的转化。我们相信，在治疗中应当协助来访者觉察到阴影并不都是邪恶不堪的，这具有重要的意义。我们要强调这一事实：阴影仅仅是一个人的人格的一部分，它总被否认，也从未见光，但它其实能够成为能量与创造力的不可思议的源泉。

阴影练习

为了开展照片艺术治疗的阴影练习，治疗师与来访者需要用一次或几次咨询的时间来讨论阴影这一概念，上文所述都可作为参照。我们可以和来访者一起阅读童话故事中的阴影角色，这将是一个具有启发性的过程，因为几乎每个人都了解童话故事，而且都是从很小的时候就开始了解的。在工作坊中，我们通过展示带有插图或其他艺术内容的幻灯片来描述阴影。接着，来访者会收到一张海报纸、各类美术用品、胶水和剪刀。治疗师带着拍立得相机和至少够拍两张照片的相纸。如果工作坊是在一个小组中进行的，就要将来访者分为两组，每一组都将收到一套美术用品和一台相机。

在讨论阴影的过程中，来访者可能已经隐约知晓了自身人格中的一些阴影部分。如果还没有，那么治疗师可以引导他们回想生命中那些感到被强迫的时刻，或对一些行为、想法念念不忘的时刻。关于阴影的另外一些线索潜藏在个人对电影、音乐、游戏和书籍的偏好里。什么东西能使你感到特别兴奋？是否是以私密的方式进行的？童话故事里，哪些人物曾让你心潮澎湃？你有没有做过带着不祥征兆的梦？记住他人那些令你厌烦的特质。或许，你在某种程度上也具备这样的特质，只是你还不愿意承认。

当来访者选择了一种阴影特质进行探索时，我们就要引导他去想象与该特质相关的积极与消极维度的两端。当来访者在脑海中构建出这一维度之后，治疗师就可以与来访者一起探索，看看来访者将以怎样的姿势在镜头中展示这一维度的两端。来访者需要摆出姿势，治疗师或另一位成员负责拍摄。

来访者可以把这两张照片贴到海报纸上，以展现阴影的积极与消极维度的对比效果。所有艺术媒材都可以用来补充这张海报。有些来访者会使用两张海报纸，消极维度与积极维度各一张。

加工

如果是个体治疗，艺术作品的加工是在治疗师和来访者之间进行的，由来访者制作艺术作品；如果是团体治疗，则在成员之间进行。在我们的治疗中，我们并不怎么解释艺术，更多是将解释的机会留给艺术创作者。保持觉察，在刚开始的时候，对阴影的讨论可能会令人尴尬不安，来访者需要时间来理解涌现的知识，就好像一只刚刚破茧而出的蝴蝶，需要时间来清理自己的翅膀。我们鼓励来访者心无旁骛地制作自己的海报。我们会询问选择这些颜色、形状、姿势的原因，以及阴影维度中积极与消极两端的关系。我们会帮助来访者思考如何接纳消极的阴影特质，并推动其向积极特质转化，同时将其与日常生活进行类比。由于阴影具有普遍性，在来访者有能力觉察的情况下，对多个不同阴影人物重复这一过程也是可行的，甚至是可取的。一位男性来访者就勇敢地完成了三张阴影海报，分别是《脏老头》《书呆子》和《小气鬼》。

为了进一步说明照片艺术治疗的阴影练习，我们借用了一位来访者制作的两张海报，以及她对作品的完整阐述。我们的借用已经获得了她的授权。

赫尔佳

赫尔佳年轻时就独自移民至美国。现在，她已婚并育有三个孩子。在我们讨论阴影的过程中，赫尔佳领会了自己人格特质中的一个面向，或许可以描述为过于礼貌或刻板。她准备了两张海报纸来完成作业，其中一张为《阴影》（Shatten）[1]，另一张为《解放了的阴影》（Der Befreite Shatten）[2]。关于《阴影》海报（图 4-1、图 4-2），赫尔佳说道：

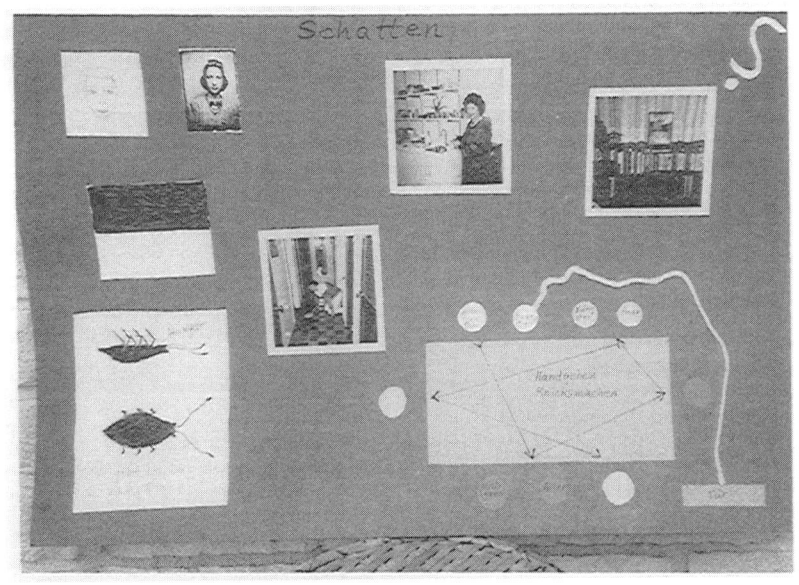

图 4-1　赫尔佳所创作的《阴影》海报

---

1. 译者注：德语，英译为"Shadow"，赫尔佳用母语命名了她的海报。
2. 译者注：德语，英译为"The Emancipated Shadow"，同上。

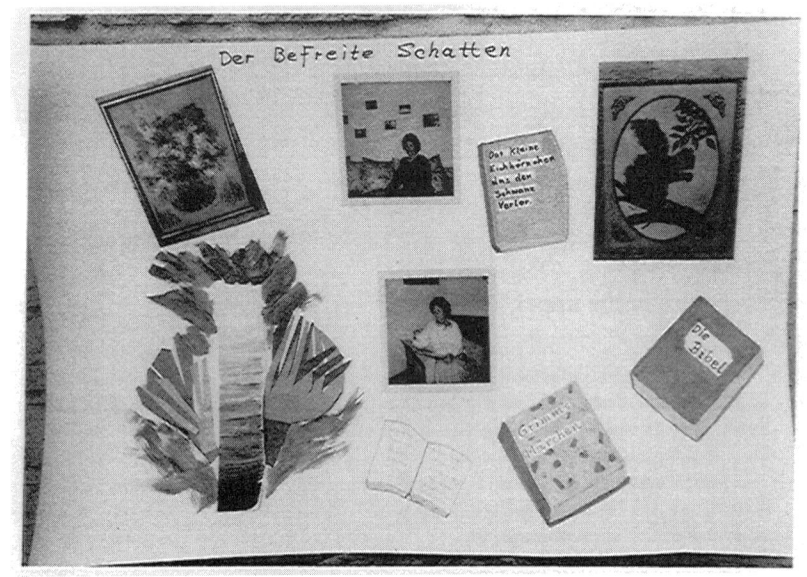

图 4-2　赫尔佳所创作的《解放了的阴影》海报

　　我的生命早期充斥着刻板。在我成年之前的很长一段时间里，事物或状态就只有黑白与对错之分。我总是难以设想，中道是如何能存在的，而其变化又是如何能发生的。

　　那时我只是个年幼的孩子，我必须学习所有社交礼仪。在学校放假的时候，我必须对老师说"祝您暑假愉快"或"祝您圣诞快乐"，但其实其他学生都不会这样问候老师。因此我觉得这样真的很尴尬。

　　当我送花给别人时，在把花束递给他之前，我一定要先把包装纸拆掉。还有，当有人邀请我去喝咖啡或者参加派对的时候，我需要了解最先问候谁，最后和谁握手。先问候长辈，然后再问候中年人和年轻人才是恰当的（见图 4-1 右下角）。

我心里很不喜欢这些繁文缛节，因为我这样做从来都不是发自内心的。虽然我的妈妈很爱我，对我一直很好，但是对我的父母来说，我在他们的朋友圈子里表现得恰如其分是很重要的，因此，我被训练得像小狗一样，我必须卑躬屈膝地迎来送往。但是，当我还是个孩子的时候，我就在思考，当我总是为了先迎接长辈而忽视年轻人时，他们是否会因此感到受伤。当然，所有这些礼仪都是阶级制度的一部分。这些繁文缛节在学校中更甚，当老师进入班级时，为了迎接她，我们必须站得笔直，如果挨着桌子，就显得太过失礼了。

苏菲·雷因海默（Sophie Reinheimer）有一首诗，字字恳切，描述了孩子是如何在这样的时代中长大的。

生日快乐

我该说"早安"吧，就能获得妈妈的赞扬。

她询问，教父教母近况如何。

花束来自我们的庭院，如果你想知道的话。

但是，如果你有话对我说，我应该在门边等待。

还有，我应该周到地迎接每一个人，

但是，如果有人在说话，我应该静静地。

还有，我应该谈吐清晰，

但是，我说话时不可以一惊一乍。

但是，我不该感到羞耻，因为我有教养和信仰。

不过，走进房间的时候，我应该脱帽。

如果，有人给了我什么，我应该说"谢谢"。

但是，我不能一直盯着那块生日蛋糕。

还有，我应该细嚼慢咽，狼吞虎咽可不对。

还有，我差点忘了：我也是来庆贺的。

（在准备《阴影》海报的时候，赫尔佳不由自主地回忆起她在童年听过的这首诗。）

我的刻板行为已经到了这样的地步：在我梳头的时候，每根头发都要待在它该在的地方。甚至有一次，我梳头梳到晕倒。拍照的时候，我被要求先看向右边，再看向左边。我只能靠左右摇头来调整视线，因为我的目光要直直地看向前方。

（见图 4-1 左上角的照片，拍摄于赫尔佳十六岁时。）

有时，待在这些高高在上的上等人身边，我是很不舒服的，我更想成为一个简单的小女孩，一个有心的人。我根本就不关心这些女孩的父亲居于何种高位，只要她们对我友善就够了。

到美国以后，我把自己从这身"钢甲"中解放了出来，因为我很快就学会了美国人的简单直接——他们从不把精力浪费在繁文缛节上。

在我刚结婚的那些年，我为新家做了大量的清洁工作，尽管我们在婚姻的前五年还没有生孩子。有一次，一位客人对我说，没有一只蟑螂能在我这儿存活下来，因为所有东西都太干净了，锃亮锃亮的。甚至在我怀孕的最后一个月，我都还跪在地上擦洗着家里的拼花地板。

因为我们住在亚热带地区，这一带不仅有美丽的奇异动植物，还有很多臭虫，我不能忍受它们在我家里出现。

但是对我来说，这些繁文缛节最可恶的地方，是它们影响了我的思考方式。我总想着要阅读、要学习，但我总也没有时间，因为我一直在与这些繁重的家务周旋。

现在，我的孩子们都长大了。不久前，在我身上发生了一个巨大的变化。这一转变对我儿子很有好处，十六岁正是他极其自我、喜爱冒险的年纪，当然，他还是挺有责任心的。

直到今天，我还是不喜欢我家里杂乱的样子，但是，如果屋里整洁，厨房干净，那么，我就能容忍灰尘的存在了。当然，这也有它的好处，如果一个人一大早就走进了脏乱的厨房，他很难不感到恶心。对于我个人的发展来说，这一转变是相当积极的。如今即使工作室里的东西都没有收好，我仍然能够在里面画画；即使院子里堆满了没压平的落叶，我仍然能够允许自己在里面读书。

人们喜欢我艺术作品中精美的细节。我能够用刷子以大胆的笔法绘画，也能用调色刀进行工作（图4-2中的花束和松鼠是赫尔佳的原创艺术作品的照片）。

在孩子们长大以后，我开始致力于完成我的大学学业，其实在他们出生之前我就开始念大学了。有这么多的灵活性存在于我的思考之中，我感觉我就像一个拿到了新玩具的孩子。那时，我写下了一篇小故事《失去尾巴的小松鼠》。

今天再来翻阅《圣经》和《格林童话》，我已经拥有了非常不同的视角，因为在这两部作品中都可以找到诸多的象征。

不过我仍然觉得，除非是极端的情况，秩序（orderliness）一般还是有其意义的。在家里和办公室里更容易找到东西，这样也更容易组织日常生活。

赫尔佳完成这两张海报已经是三年前的事了。在筹备本书的过程中，我们对她进行了回访，这次，我们发现她已经完成了大学阶段的学习，成了一名老师。她坚持读书学习，已经知道该如何找到时间来阅读那些被束之高阁的书籍。赫尔佳还在画画，她享受创作艺术的过程。对宗教和心灵的学习在她的生命中也变得愈发重要，《上帝的精神医学》（*God's Psychiatry*）一书对她有特别的意义。

数月前，她洞悉了人生道路的另一个转折点，并因此解放了她的阴影。在她开车从大学教室返回家中的路上，一个想法乍现在她的脑海里：学习不见得一定要有用，有趣就够了！于是，她开始欣赏自己的能力。用她的话说："我曾经觉得，一切艰辛且难以达成的事情都有其价值。我的禀赋曾经对我毫无意义，那是因为使用它们太过容易了。"

她将这一洞见化作实践，学习了如何使用电脑。现在，她享受其中，而不再感到烦琐。她重新学习了德语的语法规则，也发现这比之前轻松得多，学习变成了一件惬意的事。

最后，我们应该说明的是，赫尔佳对阴影的选择是一个关于人格特征或态度的极佳例子，在许多人的标准里，这绝不是坏的、邪恶的或破坏性的。事实上，有些人或许会将她的拘谨和她对秩序的渴望看作是积极的。然而，对她而言，这是她人格中一个难以抑制的部分，妨碍了她对理想生活的追求。赫尔佳仍然喜欢秩序和整洁，但是其中不可抗拒的部分已然彻底消失了。

第 5 章　原型

魔雁 [1]

　　从前，有一对年长的夫妻，他们有一男一女两个孩子。有一天，爸爸妈妈准备去集市买东西，妈妈说："女儿啊，我们要给你买新的裙子、新的头巾，还要给你买一个甜甜的面包。但是，你可要当心。你要照顾好小弟弟，千万别离开家。有人看见芭芭·雅嘎（Baba Yaga）[2] 的魔雁飞进了我们村子。"

　　爸爸妈妈刚出门的时候，女孩还照顾着弟弟，但是没过多久，她的朋友们过来叫她出去玩，女孩就把弟弟一起带了出去，放在了她视线可及的草坪上。她玩得越来越投入，把草坪上的弟弟和爸爸妈妈的嘱咐忘得一干二净。而魔雁趁机落到地上，抓着弟弟飞走了。

　　等到女孩想起弟弟的时候，弟弟已经不在那儿了。她找遍了整个院子，却根本寻不见弟弟的踪影，回到家里也没能找到。她吓坏了。她一边喊着弟弟的名字，一边不由得啜泣起来。她的爸

---

1. 译者注：未见其他中文译名，在本书中译为"魔雁"，外形上可能接近大雁或鸿雁。
2. 译者注：童话故事里的女巫。

爸妈妈该怎么说她呀？他们是那么地信任她，相信她真的能把弟弟照顾好。她抬头望向天空。在远处，芭芭·雅嘎的魔雁正盘旋在幽深的森林上空。"天哪，它们抓走了我弟弟，"她哭着说，"我可爱的小弟弟呀。"她往魔雁所在的位置冲了过去。她想起了一个可怕的故事，据说，世上有一个邪恶的女巫，名为芭芭·雅嘎，她足有八尺（约 2.4 米）高，酷爱吃小孩，而且跑得飞快。

　　跑着跑着，女孩看见了一个火炉。"火炉，火炉，告诉我，那些魔雁到哪里去了？"火炉说："如果你吃掉这个黑麦蛋糕，我就告诉你。""天哪，这可不行！"女孩说道，"在我家里，我连小麦蛋糕都不吃呢。"所以，火炉没有告诉她答案。女孩继续跑着，很快就跑到了一棵苹果树下。"苹果树，苹果树，那些魔雁落到哪里去了？"小女孩问道。"如果你吃一个我的野苹果，我就告诉你。"苹果树说。"天哪，这可不行！"女孩说道，"在我家里，我连甜苹果都不吃呢。"接下来，她又看见一条牛奶河，河岸是用布丁做成的。"牛奶河，布丁河岸，那些魔雁落到哪里去了？"女孩问道。"如果你吃我的布丁，喝我的牛奶，我就告诉你。""天哪，这可不行！"她说道，"我和爸爸在家连奶油都不吃呢。"

　　在这之后，小女孩越发地紧张害怕。树林里漆黑一片，而她已经记不得来时的路了。过了一会儿，她遇到了一只刺猬。她踮着脚尖，小心翼翼地靠近它，悄悄地问道："刺猬，刺猬，你有没有看见那些魔雁，它们落到哪里去了？""在那边。"刺猬一边说着，一边为女孩指明方向。女孩径直跑向刺猬所指的方位，在那里，她见到了芭芭·雅嘎建在三只鸡脚上的屋子。她的弟弟正在屋子边上玩耍，与此同时，芭芭·雅嘎鼾声如雷。而魔雁正栖息在屋顶上。

女孩抓起弟弟就往回跑。就在这时，魔雁醒了过来，它们大叫着，拍打着翅膀。芭芭·雅嘎也止住了鼾声，她大喊着："回来！回来！你们两个都是我今天的晚餐！"

在芭芭·雅嘎和魔雁的追捕下，女孩逃到了布丁河岸旁的牛奶河。"小河妈妈，把我藏起来吧！"她哭喊道。"除非你愿意吃下我的布丁。"牛奶河回答道。随后，女孩吃下了布丁，牛奶河则将女孩藏到了河岸下，女巫和她的魔雁没能发现女孩的踪迹。等到她感觉自己安全了，她就带着弟弟继续逃。芭芭·雅嘎还没有离开多长时间，她带着大炮在天上飞，手里握着杵，随时准备开炮，她的眼睛不断扫视，试图找到女孩与弟弟的踪迹。此时，女孩又见到了苹果树，她乞求道："苹果树妈妈，把我藏起来吧！""除非你吃下我的野苹果。"苹果树说道。随后，女孩吃下了野苹果，苹果树则将女孩藏到了它的枝干与叶子里。就这样，女孩又一次躲过了女巫的追捕。

等到她再次感觉自己安全了，她继续带着弟弟逃跑。她感到弟弟正变得越来越沉。不久，女孩隐隐听到了魔雁的大叫声和扇动翅膀的声音。它们已经离得很近了。幸运的是，火炉此时就在女孩身边。"火炉女士，请你把我藏起来吧！"女孩乞求道。"除非你吃下我的黑麦蛋糕。"火炉说。女孩很快就吃下了蛋糕，随后，她和弟弟一起爬进了火炉，在里面坐了下来。她听到了魔雁拍打翅膀的声音，还听到女巫愤怒而大声地叫骂着，就在他们的头顶。但她和弟弟已经躲进了火炉的肚子里，他们非常安全。

等到声音都消失了，火炉告诉女孩，接下来，她回家的路就好走了。她一路狂奔，赶在父母带着崭新的裙子和美味的甜面包到家之前，抱着弟弟回到了家。

我们承认，我们可能采用了过于诗意的方式来讲述魔雁的故事。在最初的俄罗斯版本中，只有芭芭·雅嘎的魔雁在追捕这个女孩和她的弟弟（Afanesev, 1973）。而在我们改编的版本中，芭芭·雅嘎也加入了追捕。芭芭·雅嘎以各种样貌出现在欧洲的童话里。在其中一个版本里，她被称为邦尼－雷吉朵（Bony-legged），还有些版本把她称为戈尔登－雷吉朵（Golden-legged）。在这些故事里，她常常和鸟类联系在一起，这些鸟不是她的帮手，就是她的敌人。她骑着扫帚在天上飞，载着她的大炮，还握着开炮用的杵。芭芭·雅嘎不只吃小孩，也吃大人，因此令人闻风丧胆。她的院子里经常散落着一些人类骨骼，这足以证明她平时的饮食习惯。

芭芭·雅嘎的房子建在鸡脚上，可以四处移动。如果有访客光临芭芭·雅嘎的家，他们常常会说："小房子，小房子，你背朝森林，你正对着我！"然后，这间房子就会转过身来。有十二根木桩绕着房子，其中搁着人头的足足有十一根；只有一根木桩上没放东西（对了，这根木桩具体是什么样子，亲爱的读者，就留给你的想象力吧）。

另一方面，在芭芭·雅嘎某些版本的故事里，她又是一位充满智慧的女性，她的建议能够解答王子的疑惑，王子视她为"祖母"。有时，一个版本的故事里会同时出现几个"芭芭·雅嘎"，她们有不同的人格。无疑，芭芭·雅嘎的故事也存在不同年龄段的版本，这样就能对不尊重父母的小孩重复灌输恐惧。

在《魔雁》的童话里，芭芭·雅嘎和其他角色都是某种原型的范例，描绘了夸张的行为模式。这些行为模式在神话、幻想、梦和童话中都有所体现，是幻想出来的角色中的典型，刻画着我们的行为以及与他人交往的典型方式。荣格通过为含有神话主题的古代角色归类来描述原型，在形式与意义上皆是如此。根据荣格的观点，这些主题在童话、神话和传说中以不掺杂质的形式出现，荣格表示，英雄人物、救世主、龙（它们总是和英雄联系在一起）以及鲸或怪兽（它们会把英雄吃掉）都是广为人知的题材。根深蒂固的邪恶总是通过女巫、继母、侏儒、巨人这类角色来呈现，而代表善良的总是王子、英雄、天真的孩子或淳朴的乡民（*Collected Works, Vol. 18*）。

这些原型意象似乎对任何年龄的人都具有吸引力：不只是儿童和青少年，成年人也一样。比如那些行为出格的成年住院患者，人们通常认为，他们一定会拒绝像童话这类"孩子气"的文学作品。而事实恰恰相反，根据本书作者以及其他在工作中使用过童话的咨询师的经验，这些人也一样会为这些故事着迷，会一字不落地专心听完。荣格认为，原型是本能的，是心灵反应中与生俱来的形式，它们有力地影响着心灵过程。除非意识或理性头脑干涉这一过程，否则，行为模式都将像过去那样持续重复下去，而无论它们是属于个体的优势还是劣势（*Collected Works, Vol. 18*）。

我们赞同罗伯茨（Roberts）对原型的界定，在他撰写的《给荣格学派人士的故事》（*Tales for Jung Folk*, 1983）中有这样一段文字："如果不提及原型，任何关于荣格心理学的讨论都是不完整的，这无形的无意识品质，将潜移默化地为我们增添多样的意识特征。荣格认为，'原型'（archetype）这一术语的意义常常被误解为某些特定神话意象或主题。但是，比起意识的表象（representations）而言，这些意义什么也算不上；如果假定如此多样的表象都是可以遗传的，那也太可笑了。所谓原型，指的是一种建立这些主题－表象之表象（representations of a motif-representations）的倾向，变化仅出现在细枝末节，而万变不离其宗。"

在医院的治疗过程中，青少年可以一边听着王子与公主、国王与王后的古老故事，一边画画、涂色、雕刻或制作拼贴画。他们踏上神话之旅，前去获知奇闻轶事或找寻秘密财宝。在讨论各自的艺术作品时，这些青少年或许能将这些故事和自己生命中的事件联系起来。在个人的旅程中，他们需要独自攀登自己的玻璃山。他们也能够与童话故事的主题产生共鸣，从此继续为他们生命中珍视的事物而努力，变得更诚恳（尽管欺骗也是可以接受的），更能理解森林中动物的需求（有可能也是出于他们自身的直觉天性）。

本书作者之一科比特曾有个习惯，她会定期把童话故事集带到封闭的精神科病房，那是她当时工作的地方。病房里的青少年会如饥似渴地阅读这些故事，工作人员有时也会翻阅。当有人阅读故事的时候，患者会和工作人员一起画画、涂色、雕刻黏土。有一个十四岁的行为异常的患者，他在听完故事以后，用黏土雕刻了两个人物，一男一女，他们的脚连在一起。轮到他讲述自己的艺术作品的时候，他说：“连在一起的是妈妈和我，我们不能分离。”故事和艺术共同起了作用，使年轻人更容易表达他与妈妈的共生关系，通过黏土来展现，简单而明了。在各自分离为独立的存在之前，这对母子中的任何一个个体都做不到前进或正常工作。

在其他治疗中也是如此，童话故事可以用于帮助人们发现影响其生活的原型模式。他们可能会问自己：自己所认同的是什么？是英雄、受难者，还是巫师？其他角色在生命中又是怎么样的？他们会鄙视自己的父母吗？或者，是否会将自己的伴侣或孩子看作童话故事中的某个角色呢？

艺术作品亦然，它常常能唤起尘封多年的童年回忆、原生家庭的交往模式，或已成年的听众曾在无意识中建立的行为模式。作为故事的听众，无论是学生、患者还是来访者，都可以运用艺术来描述故事中他们特别感兴趣抑或对他们特别有吸引力的部分。在艺术作品完成之后，这些作品又进一步在与他们生命的关联中得到加工或讨论。

回到我们的童话故事——《魔雁》，这个故事是作为催化剂使用的，它可以加强团体成员之间的关联。玛吉（Magie）是团体中的一员，她对自己在团体中完成的艺术作品产生了极大的兴趣。

玛吉分两次阐述了她的海报：第一次是在周末的工作坊里，第二次则是在一次个体咨询中。我们预先为她安排了另一次个体咨询，让她讲一讲拍摄过程中的这两个阶段。科比特是她的治疗师。

第一阶段

玛　吉：最初，我希望我的图片能够代表脉轮（cakras）。这是彩虹，也是我的内心世界。当我建立起这个脉轮，我发觉，与亮面相对的暗面永远都会存在，这就是为什么我把黑色区域放了进来——它是推动着我们的消极事物的代表。因为我相信，黑暗中会有光芒，所以我将光芒也画了进来。还有，我从黑暗之处逃到这里，带着束缚，这代表着更小的我自己已经从阴暗之处逃离。

治疗师：你是从这个童话故事里联想到这些的吗？你是从芭芭·雅嘎那里逃出来的吗？

玛　吉：嗯……算是试着逃脱吧。

治疗师：那么，芭芭·雅嘎应该能够代表你生命中相当大的一部分了。

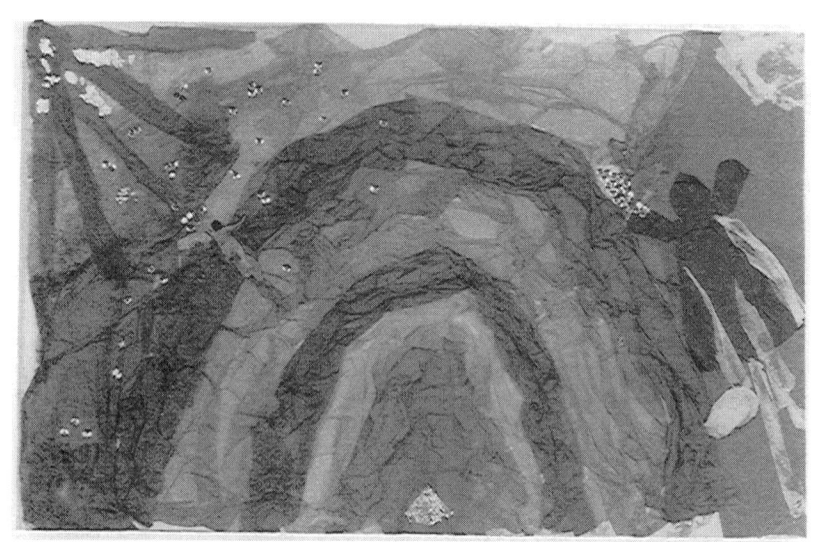

图 5-1　玛吉完成了她的海报，作为对童话故事《魔雁》的回应

玛　吉：是的。它代表了那些消极的力量，那些追逐着我的
　　　　消极事物。

治疗师：也是你可能在无意识中已经具备的。

玛　吉：嗯……你看，我相信它们推动着我走到现在的位
　　　　置，消极的一面有它的好处，它使我现在能走向积
　　　　极的一面。

治疗师：对，因为你不得不看到消极的一面，不得不接受它。

玛　吉：对啊，对啊。所以它给了我力量，指引我发现真正
　　　　能使我感到心满意足的精神生活，这是外在的推动
　　　　力，这些消极力量是外在的推动力，使我回到了我
　　　　自身。所以，这张图里的我正在奔跑。

治疗师：何止是在奔跑，你都快飞起来了。

玛　吉：确实，我看起来几乎要飞进光芒之中了。现在已经
　　　　完成了。尽管它永远都会存在于此，这消极的一
　　　　面，将会永远伴随着光芒的能量存在于此，但是，
　　　　正是它把我推进了光芒之中。

治疗师：还有，有些东西是我此前还未注意到的，这里的光
　　　　芒、那些微小的闪烁，都集中在一个地方，而在那
　　　　里，它们散布得到处都是。

玛　吉：因为所有这些东西都在闪闪发光。待在那里真的很
　　　　有趣，这就是一条出路。

治疗师：现在，它还在"黑暗的压迫性力量"的掌控之
　　　　中吗？

玛　吉：嗯……对我来说，这代表了邪恶中蕴含的美好。这
　　　　是我的中心，我的核心，玛吉成了上帝的一部分，
　　　　而且是处于中间的那一部分。

第二阶段

治疗师：好，在我们咨询中有关"压迫性力量"的讨论，我
　　　　现在能够更清晰地记起了（最近的一次咨询中）。
　　　　但是，为什么你要再一次地向我讲述这个故事？

玛　吉：关于"近乎死亡"的体验？我那时在医院里。我得
　　　　了脊髓膜炎和圣路易斯脑炎。我感觉自己快要死
　　　　了。在那些天里，我一次又一次地昏迷。我要我教

区的牧师来帮我进行最后的仪式，他拒绝了，因为我住的是天主教医院，他觉得我应该请这里的牧师来帮我。这真的气到我了。在我看来，这是自我拯救的一部分。所以在那一天，我就躺在医院的病床上。那会儿还是大白天。我睁开眼，看着那扇门。当我看着那扇门的时候，这个意象就出现了，这是个被裹住的意象角色，他看起来就像是个穿着兜帽衫的僧侣，那兜帽几乎把整张脸都盖住了，但事实上，兜帽下没有脸。他用一只手举起另一只手的手臂，如果他长了手，他会直接伸出来，但是他没有手，长袍盖住了一切。我听到，不是用耳朵听到，而是他的声音直接在我脑中响起，我似乎意识到这个人正在对我说话。这令我心生敬畏。我倒是一点也不害怕。我只是敬畏这样的存在。一种与它有关的能量弥漫着，他说："是时候跟我走了。"

我当时躺在那里，我知道他过来是要带走我的，所以，我要死了。我想到了我的三个孩子，以后谁来养育他们呢？我想到，他们会和吉姆的父母一起长大，或者被我的父母养大，又或者，吉姆将会单独抚养他们。可吉姆是个烂酒鬼！他的酒瘾已经毁掉了我们的家。我意识到，我自己的孩子必须由我自己来养，其他任何人都不能让我安心地离开。于是，我说道："不，我是不会跟你走的！"我不再愤怒，我只是在说："不！"

治疗师：你仿佛想说："不行，时机未到。"

玛　吉：确实，就像发生了一场对话。他在那儿站了一会
　　　　儿，伸着手，扫视了每一个人，随后就逐渐消失
　　　　了。他的长袍是灰黑色的，非常深沉，几乎接近黑
　　　　色。也许是房间的光线问题，我不确定是什么原
　　　　因。此刻，我仍然能感受到那样的"存在"。每当
　　　　我讲述这个故事，我都会心生寒意。我不怎么讲述
　　　　这个故事，但是每当我开始讲述，那个"存在"就
　　　　会来到这里。故事在，它就在。但随后，我抓住了
　　　　一种当下的感受：我的道路是明亮的。

治疗师：精神层面的一种真实感受。

玛　吉：每当我点亮这种精神，它——那个"存在"，会随
　　　　着我对故事的讲述，再次带来那样的感受。

治疗师：因此我推测，你的艺术作品又将这一切都带了回
　　　　来。即使它看起来是一种黑暗的精神，甚至可能是
　　　　某种邪恶的化身，但它仍然令人敬畏。它掌控了对
　　　　立面的平衡。它只是那般，既往着生，又向着死。
　　　　谁说只能生不能死？对吧？

玛　吉：它既不是好，也不是坏。它是平衡。

治疗师：不可思议的力量！比如在这张图中，看看，那是多
　　　　么巨大的人像，比你要大得多。

玛　吉：你知道，是在我把它放在那以后，在我构建起这张

图以后，我才有了这些思考。我使用褐色代替黑色，那个"存在"几乎是最后才加上去的。它必须在那里。

治疗师：但是你的脑海里并没有"濒临死亡"的经历？

玛　吉：没有。一点也没有，一点都没有。直到我们再次来到你的办公室，我才想起这件事。

治疗师：我想，我们曾提到过一些与某个大天使有关的事。

玛　吉：是的。之后我就想起它了。所以，这一"存在"……也许这就是我经历了这么多事情却没有被摧毁的原因。因为我感到，那个"存在"一直离我很近很近。

治疗师：你知道，没人能保证那些消极的事情不会再发生。我的意思是，生命就是如此，总会有消极的事情发生。但无论如何，你现在拥有着，至少是象征性地拥有着，一个引导通往内心或通往精神的线索。

玛　吉：它已经不再遥远了，如果我记得的话。是记忆……

治疗师：嗯……

玛　吉：这样的精神，我知道，它指引着此般道路，这颗心就是我的艺术作品。它的一部分我已经看到了，尤其是在开始时放进去的，我最初拍摄的照片（家庭治疗中），那时我正开始回想起我的故事。它看起来像是一个令人难以置信的故事。由于我今天的状态，它看起来就更不可信了……因此，当我和这一

"存在"在一起的时候，我就明白了这种感受。现在，我可以分辨它了。那时我创作的很多图片（在住院治疗期间）都带着这种感觉。那种能量是与我有关的。我等会儿就要去吃午饭了，我们真的没有任何自由的时间，在午饭和下一场咨询之间，只剩一个小时的空闲。所以我会回到讲座的场地，拿着这些艺术媒材，放着冥想用的磁带，就自己一个人坐在那，整理这些图片。之后，我明白了这些影响力的存在，因为我感到这些能量是极其真实的。无论它的出现是多么怪异，它都是真实的，它不是我编造的故事。它转瞬即逝。我感觉这像是一种恩典。

治疗师：听起来确实如此。这几乎就像处在地狱边缘，不是吗？就像在液体中悬浮。那就是你所在之处，死亡在那里呼唤着你，你悬浮着，是因为你离它太近太近了。

玛　吉：我所能做的就是说"好"。我所能做的只有伸出我的手，和平女神，我甚至不用说这声"好"。

玛吉的创作分为两个阶段，分别从两种不同的层面回应了这个童话。第一个阶段处于个人无意识层面，那时玛吉感到她与逃离坏女巫（芭芭·雅嘎）的那个女孩有所联结。玛吉和她一样，从童年起就一直在努力逃离负面的压迫力量，那是一种会伤害她的力量。她用了好几年来埋葬那些痛苦的回忆，直到它们又开始侵入她的意识，中断了她成功的商业征程，最终使她不得不寻求治疗。

在第二阶段，玛吉在她的海报纸上展开了联想，她将黑暗人物和关于死亡信使的记忆联系到一起，它曾在玛吉病入膏肓时找到她。不经意间，玛吉就在她的艺术作品中构想出了她的死亡人物。事实上，她最初将这个人物视作黑暗之手。这是死亡的意象，玛吉发现了它，并把这一联想在她的艺术海报上展现了出来，我们或许可以将其称为"死亡原型"。

冯·法兰兹曾在她的著作《童话故事中的阴影与邪恶》（*Shadow and Evil in Fairy Tales*, 1974）中提到了死亡原型。在那本书里，她将女巫芭芭·雅嘎描述为伟大的大自然之母：

> 如果她还未拥有白天、黑夜与太阳，她就不可能宣称"我的白天，我的黑夜"！因此，她必然是伟大的神灵，可以称之为大自然的伟大女神。她的房子周围堆满了头骨，她显然是死亡女神，而这正是自然的一面……因此，她是白天与黑夜的女神，是生与死的女神，也是自然的伟大本质。

有趣的是，玛吉先前并不知道芭芭·雅嘎，更不知道她具有"伟大的自然女神"和"死亡女神"这双重身份。然而，她对这个童话故事的回应中包含了芭芭·雅嘎的双重角色。玛吉画上了彩虹、太阳（在她的作品中很明显，她正奔向或飞往那里），以及死亡原型。

"所以呢？"你可能会问，"通过画画找到自己的积极原型，究竟有何益处？"

对于玛吉而言，这种对积极原型的新觉察和理解，使她开始对自己、自身行为和自身交往模式都有了更好的认识。我们越能理解我们的内在原型，就越能参与集体生活，也越能认识到人性的永恒本质，正如原型所揭示的那样。现在，玛吉开始更多地识别生活中或好或坏的感受。她为自己自然崇拜者的身份感到骄傲。她在自然中感受和谐：在海滨，在森林，在荒漠，在任何能够直接与自然相连的地方。玛吉的内在探索也帮助她更加明确自己的渴望和需求。随着这些变化的发生，她曾经埋葬的痛苦感受也逐渐重现，并获得了承认。最终，通过与死亡原型的结合，玛吉开启了对生活的体验。

或许，这正是回到荣格关于集体无意识的界定的良机（*Collected Works, Vol. 9*）：

集体无意识是心灵的一部分，它可能消极地有别于个人无意识。事实上，它不像后者那样源于个人经验，而是一个特殊的独立存在，而非个人的习得成果。本质上，个人无意识是由那些曾处于意识之中，但又从意识中消失的内容构成的。消失可能是被遗忘了，也可能是被压抑了，而集体无意识的内容从未存在于意识之中，因此，它从来都不是个体可以通过学习获得的，但是，它仍然是属于它自己的存在，它仅通过遗传而来。然而，个人无意识包含了绝大多数的情结，而集体无意识的内容在本质上则是由原型构成的。

埃丁格（Edinger, 1972）相信，集体无意识是荣格最根本也是影响最深远的发现。他指出，集体无意识的范畴是超越个体的，这一点可以在世界范围内的宗教与神话中得到印证。埃丁格十分认可荣格这一伟大的发现，在提供结合了原型内容的有结构或有顺序的准则的过程中，集体无意识具备动力的特性。也就是说，集体无意识的结构或组织本身就是一种原型，即自性原型。

在荣格的描述中，无意识容纳了两个层次，即个人的与集体的。他所说的个人无意识与弗洛伊德的无意识在概念上大同小异，他们都认为那是由被压抑的早年记忆所构成的。集体无意识早于个体产生，其中容纳的是祖先生活的残留内容。集体无意识中的原型不是个人所能经验到的，所以它们并非详尽完整的内核，但它们超越了单一维度。在心灵超越性地回归到个人无意识层次时，一个人就有可能回归到与原型主题的联结之中（*Collected Works, Vol. 7*）。

玛吉对童话故事《魔雁》的回应并非个例。作为人类存在状态的一部分，冒险、背叛、死亡和欺骗这些基本的童话故事主题，实质上影响着每一个人。

伊丽莎白（Elizabeth）对同一个童话故事（《魔雁》）的联想就和玛吉很不一样。伊丽莎白选择了一张黑色的海报纸作为背景。她在听完故事之后描绘了这样的场景：那是芭芭·雅嘎的巨像，这位女巫隐现于山后，正在追逐逃跑的女孩。

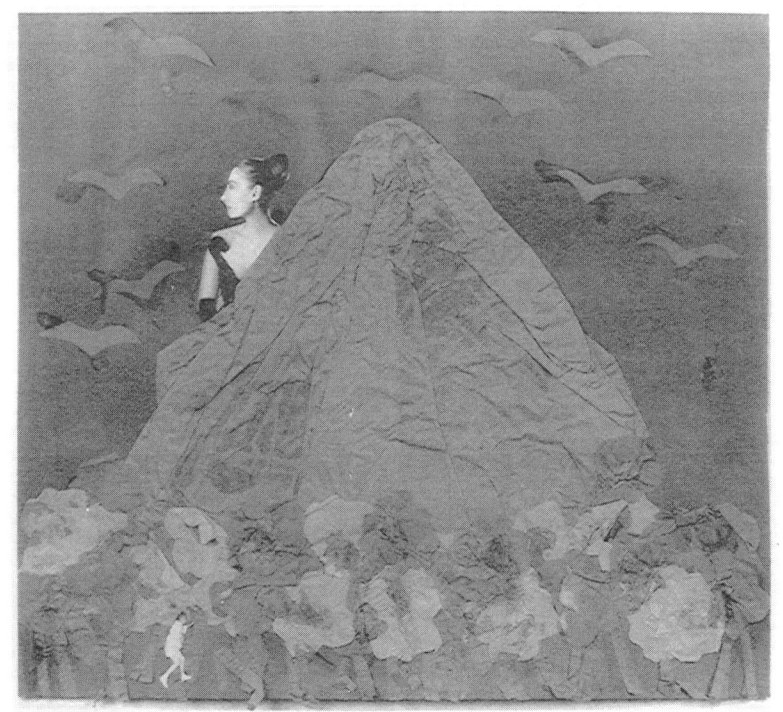

图 5-2　伊丽莎白对《魔雁》的解读

在创作艺术作品的过程中，伊丽莎白回忆起了她小时候和母亲不太融洽的关系，她总觉得自己是个"不好的小女孩"，几乎从未听到过来自母亲的赞美。

从家庭史的角度出发，伊丽莎白谈到，她自己的母亲也承受着消极的母女关系。在伊丽莎白的母亲十岁的时候，她的母亲就去世了，而继母对她总是挑剔不已，从来都没有夸奖过她。

当然，伊丽莎白进行创作的重要性，不仅仅在于治愈她与心目中的消极女性形象的相处经历，还在于终结其家族中女性的传承，不再陷入轮番成为强大但消极的女性人物的怪圈，成为一个又一个芭芭·雅嘎的轮回。芭芭·雅嘎的原型，或消极女性的原型，或许会在梦、童话、神话和积极想象中以美杜莎、女巫、恶毒后妈、干瘪的丑老太婆或勾引男人的骚女人的形式得到认识。

伊丽莎白回忆起一个关于阴影的梦，梦中的主角是一个身着黑裙的臃肿女人。她们要从加尔维斯顿回去。伊丽莎白开着车。那是炎热的一天。黑裙女人带着她的孩子，坐在车里的黑色坐垫上，车里还有其他几个孩子。黑裙女人要求伊丽莎白把车停在一家便利店边上。她走进便利店，把伊丽莎白和浑身是汗的孩子们留在了车里。她身着黑裙，舔着甜筒，回到车里，却丝毫不在意车上还有其他人。她们又饿又热。

伊丽莎白很不愿意承认的是，这一位身着黑裙、自私自利的臃肿女人，其实可能是她自己的某个部分。这当然不是她所知道的自己身上的某个部分，她也不愿意接受这些部分存在于她的人格之中。出于各种各样的原因，对阴影人物的接纳是一个缓慢而痛苦的过程。在伊丽莎白的案例中，她开始明白，在她身上存在着一个需要被看见和养育的部分。谁会爱上一个浑身冒汗的臃肿女人？谁会想要和一个如此自私又自恋的人产生关联？但是，这一整合的痛苦过程正是荣格所说的自性化过程的主要部分——我们的人格发展需要对阴影部分进行充分的接纳与转化，使积极与消极并存于其中。

荣格（*Collected Works, Vol. 9*）认为，神话和童话是原型最广为人知的表达形式。他将原型视作尚未进入意识层面、也未经意识加工的心灵内容。原型材料的即时呈现，例如梦或幻象等内容，比起它们在神话和童话中的样子，往往更加个人化，更少天真色彩，也更难理解。换句话说，神话或童话中的原型材料更容易被界定，之后，在心理层面进行加工也会更容易。"原型，"荣格说道，"从本质上讲是一种无意识内容，当它在意识中被觉察并被感知时，便发生改变，并在涌现而出的个人无意识内容中获得了颜色。"

现在，我们来听听米茨尔喀的故事。

米茨尔喀（Seemann, Stromback, and Jonsson, 1967）是一首罗马尼亚民谣，它的主题在传统的欧洲童话和歌谣中十分常见：一名女扮男装的少女赶赴战场，代替父亲去打仗。在这个故事中，苏丹（Sultan）要求米茨尔喀的父亲（也就是国王摩斯拉）把自己的儿子送上战场，用七年半的光阴为苏丹征战。但是国王没有儿子，他只有三个健康的女儿，没有办法听从苏丹的命令。

当国王得知苏丹的命令时，他悲伤得难以自抑，又恐惧万分。他哭泣着，叹息着，直到他的女儿们开始担心他的身体健康。国王的大女儿斯塔诺塔听闻了父亲的处境，决定主动为他分忧。她剪去长发，穿上士兵的衣服，配备了最好的战马，将自己派去供苏丹差遣。但是，国王使用了他的魔法（因为他还是个魔法师），他要考验考验他的女儿。他将自己化作一条巨龙。斯塔诺塔感到十分害怕，转身逃回了父亲的宫殿。

随后，国王的二女儿罗歌丹主动请缨，她也想为父亲分忧，把自己派去听苏丹差遣。她也剪去了自己的长发，看起来就像一名士兵。她穿着一身英雄之服，还骑上了父亲的几匹战马中最好的一匹。但是，唉，国王又一次将自己化作巨龙，这把罗歌丹吓坏了，她也一样从来时的路折返，逃回了父亲的宫殿。

再之后，国王的小女儿米茨尔喀请求父亲允许她去为苏丹效力，因为他没有儿子。"我马上就把头发剪成士兵的样子，穿得像个英雄一样。"她说。当米茨尔喀挑选战马的时候（国王把最好的一匹给了她），她先选择了国王早年征战时用过的缰绳，随后，她在空地上甩打着缰绳，喊来了国王的一匹马。这匹来到她身边的马是马厩里最虚弱的一匹。她再次甩打缰绳，这匹马又一次来到了她的脚边。当她第三次甩打缰绳，来的还是它，于是她接受了这匹马，决定把它带走。

国王再一次将自己化作巨龙，以此来考验米茨尔喀，就像考验他的前两个女儿一样。但是，米茨尔喀一点也不害怕！既然父亲已经如此安排，她就直接向巨龙发起了挑战。于是，米茨尔喀最终前往了苏丹的宫殿，从此为他征战。

在米茨尔喀第一次抵达苏丹的宫殿时，苏丹上上下下、前前后后地打量着她，说道：

> 看看，恶魔的母亲，此刻正完全在我眼前。
> 看看，她有什么能展示给我的。
> 英雄可没有那么好模仿，
> 看看，这身材，可确确实实是个女的。

苏丹想要知道米茨尔喀究竟是男是女，他决定好好探究一下这个问题。他让一个护卫把米茨尔喀带到市场上，市场的一边是女人专属的布艺区，另一边则是货物区。米茨尔喀一直警惕着苏丹的把戏，选择了一个堆积了许多重物的地方，她使劲把沉重的货物投向空中，重物很快就消失不见。苏丹对她的武艺印象深刻，将她任命为军官。

随着时间的流逝，苏丹又起了疑心。他吩咐守卫找来米茨尔喀，把她带到洗澡的地方。米茨尔喀洗澡的时候，守卫就在边上看着，仔细观察她到底有没有乳房。米茨尔喀意识到，她很快就会露馅，趁着守卫来回巡视的间隙，她把纽扣解开又系上。最终，米茨尔喀想到了之前收到的一封急信。那封急信里说，她的妈妈去世了，正在举行葬礼，已经在准备火葬的相关事宜。如这封急信上所说，她必须尽快回家。

苏丹读到这封信之后，立马命令米茨尔喀赶回家中。在没有任何阻碍的情况下，米茨尔喀骑上了她的马，挥舞着马鞭。随后，她换上了女式衬衫，把胸脯敞开给所有人看。她对苏丹叫嚣道：

> 高大的统治者，崇拜老娘吧！
> 我对你的了解远在你对我的了解之上，
> 嘿，就算我只是个小姑娘。

说完这些话之后，她转过身，策马扬鞭，踏上归程。她的战马展开了六对翅膀，仿佛踏着阳光，她快马加鞭，飞向父亲的城堡，飞向她的家。

下一张海报的原型主题可能叫做"阴阳同体"（androgyny）。关于阴阳同体，《荣格心理学关键词》（Samuels, Shorter and Plaut, 1986）中有相关的论述：

> 一种心灵拟人化，男性和女性在其中保持着意识的平衡。在这一形象中，男性与女性的原则联结，而各自的特征并未合为一体。在荣格的观点中，象征炼金术过程的最终产物正是这一隐喻性的存在，而非未分化的雌雄同体（hermaphrodite）。因此，阴阳同体的意象是与分析性关联在一起的，尤其在涉及与阿尼玛和阿尼姆斯的工作中。在炼金术的论著里，阴阳同体的形象不仅作为引用，也常常作为插图。荣格也不止一次地着墨于耶稣这一历史人物，在他身上，性分化的张力与极性通过阴阳同体的互补性和统一性得到了解决。

辛格（Singer, 1976）将阴阳同体界定为"容纳了第二性的第一性"。第一性是被认同为男性（andro）的，而第二性则意味着女性（gyne）。辛格表示，阴阳同体"是一种人类心灵中固有的原型"。

辛格继续指出，这一对包含了男性与女性的范畴，是其他所有两极类型背后的充沛力量的象征性表达。作为创造性的原则，如果缺乏另一端，那么单独的一性是没有意义的。男性和女性必须先联结对方，以达到性别上的完整，之后，创造才能够发生。但是，在他们能够联结之前，他们必须先能够分离，先各自成为已分化的存在。这也暗合柏拉图最初的阴阳同体形象，在一个球体中，阴阳紧密相合，又相互独立。

我们当前的知识认为，阴阳同体是原初的特质，在辛格的表述中，这些知识源于神话传说与宗教传统中发现的原始人残迹。她引用了"永恒的男女被永无终日的拥抱锁在一起"的古老神话故事。辛格看见了这些阴阳同体最初的存在形式，它们将二元论与多样性的潜力都容纳于己身，通过多个宗教的知识传承流传至今，包括印度教、道教和佛教，还有"西方宗教的柏拉图传统"。

在布莱德威（Bradway, 1982）的记述中，男人和女人能够经由更多对阴阳同体的理解而改变自身期望。她看到，阴阳同体作为一种处理刻板态度的方式存在，有利于理解男性与女性的合宜行为。个体可以发展出针对特定状况更加灵活的行为，在某些时候变得更加坚定和进取，在被需要的时刻，也能更好地给予照顾或养育。

阴阳同体的原型同时带有男性和女性的双重面向，可视作整体的象征、对立面的整合。在炼金术中，阴阳同体被描绘为雌雄同体，那是一种半身为男、半身为女的形象。但是，布莱德威也复述了荣格的观点："雌雄同体的象征有分解为自身构成的倾向，因此转而成为代表潜在分裂的象征。"荣格有可能认为，在整体的形式中，化合（coniunctio）这一象征的出现是为了提供比雌雄同体或阴阳同体更加稳定的象征（Bradway, 1982）。

"于我而言，"布莱德威说道，"阴阳同体在意识层面代表着双重的态度与行为，而化合则在无意识层面代表着男性与女性原则的共同到来——也就是'婚姻'。阴阳同体似乎必须按角色进行，而化合依照的则是同一性。"

男性与女性原则的双重态度在米茨尔喀的故事中是至关重要的。米茨尔喀知道，如果要拯救父亲，她就必须伪装成一个年轻的男人。当她的父亲将自己置于巨龙面前时，米茨尔喀并没有因为恐惧落荒而逃，而是直面巨龙。当苏丹试图摸清她究竟是男是女时，她聪明伶俐，完全不上苏丹的当。等到时机成熟，她大胆得不得了，在离开宫殿大门的时刻，直接把胸部袒露出来，让苏丹知道了她的性别。

我们的下一张海报是利兹（Liz）做的，她是个成熟的女人，对创作、自我探索和终身学习有着极强的兴趣与专注力。在个人成长的旅途中，利兹创作了一系列童话海报，其中还有两张描绘了米茨尔喀的故事。这幅画是她在《米茨尔喀》系列里的第二幅作品。

在《米茨尔喀》海报的创作过程中，利兹说道：

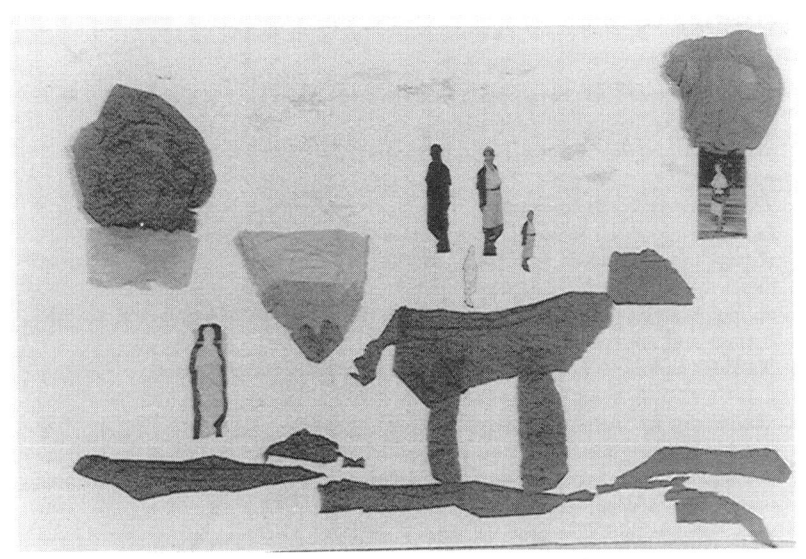

图 5-3　利兹为回应《米茨尔喀》的故事所创作的一系列作品中的一幅

　　我描绘了她离开苏丹、袒露胸部和骑着她那背部下凹的马儿的景象。我把她的意象从内向、外向等多个面向展示出来，最后，她手提着公文包，站在了"学习的阶梯"上。她知道自己要做什么吗？她知道她已经与苏丹共度了宝贵的一年。她可能会回到父亲的城堡。因为父亲对她和两位勇敢的姐姐的守护，她将会更加爱戴她的父亲。我有一种感觉，作为一个女人，她清楚地知道，她是可以选择的。或许，她会变成一个和苏丹一样的人。

　　在艺术治疗中，我用起来最顺手的题材就是童话和神话。这些故事能使我更接近我的无意识。艺术治疗丰富了我的治疗形式，使我在工作中不再局限于言语治疗。这些奇幻故事在不同层面激发着我的创作灵感。于我而言，艺术本身就具有身体疗愈的力量。当我使用这类媒材进行创作时，我能感受到原本存在于身心之间的紧绷感得到了释放。有时，我完成的作品看起来既不灵巧，也不容易阐释。于是，当我进行艺术创作时，我常常会使用平时不太用的那只手，或闭上眼睛，这样就能预防我在过程中过多地使用头脑。我想知道，在我的内心深处，在艺术进行过程中的意识之下，是什么在发生。哈里特·韦德森（Harriet Wadeson）将艺术治疗描述为一种"进行中"的疗法。你亲手创作了自己的艺术作品，不会有神父或女祭司跑过来用魔杖敲打你。你亲身体验了这一过程，并且你也对这一过程负责。同样的，如果一个女人要叙写她的生命，要超越"永远幸福快乐地活着"，她就要以一种积极的方式去寻找，去回应，并持续接受挑战。我发现，当我回望生命中的幻想，并在治疗师的陪伴下把这些意象转化为创作时，我便成了一个更自信、更笃定的女人。

　　以下是从逐字稿中摘录的部分，这次咨询集中讨论了图 5-3 所示的艺术作品。治疗师是科比特。

利　兹：我记得，我曾为苏丹深深着迷。我并不希望米茨尔喀只是回到家，然后就过上幸福快乐的生活。我希望她在回家与家人团聚之后，能够勇敢地继续去做一些她真正想做的事情。

治疗师：挺好的。

利　兹：以我对这个童话的看法，我确实不希望她从此就过上幸福快乐的生活。我希望，还能有些更不一样的事情在她身上发生。还有，当然，还是要说苏丹，我想我真的很喜欢那个角色，因为我难以设想，如果他发现她其实是一个女孩，他会怎么做。但是，他似乎只是一个充满好奇心的人，我并不觉得他是一个睚眦必报的暴君。

治疗师：他没有派任何人监视她，虽然这对他而言是再简单不过的事情。

利　兹：所以，我对他很有好感。我推测，对她来说，他其实是一个很好的男性意象。还有，我很喜欢赤裸的乳房——我说的是我自己赤裸的乳房。那会让我很兴奋。之后，我开始意识到，她一定还会经历许多变动。我想起另一件事，我非常清楚地知道，如果她的大姐没有足够的勇气前往，即便那只需要她走过一座桥；如果她的二姐没有足够的勇气前往，即便那只需要她走过一座桥；我不确定，米茨尔喀还会不会那样做。抑或，如果她可以仅凭自己就做到这些事，那她就真的太成功了。即使未经讨论，她们却不约而同地成了推手。是两个姐姐在米茨尔喀的心里种下了勇气的意象。

治疗师：所以你会觉得，是其他两个女孩的支持才使她收获了这样的结局？这么说的话，这三个女孩，她们各有不同的意象吗？

利　兹：对。那是象征性的。因为那几乎就是她走过的道路。我自己也在想，如果我所做的艺术治疗不能使人穿越命运，那它又有什么意义呢？我还在想，我会在那个时刻遇到什么样的机会。当我离开房间，去和两个同事一起拍摄拍立得照片，我拿上了杰里的公文包……那不是个真正的公文包。它又旧又薄。但它确实是我想要的。我拿着它，把它放好，做我需要做的事，无论我还会不会去学校。因为在他们走上学校的楼梯时，我为他们拍下了这张照片，这已经让我觉得我就像个大二的学生，我觉得我从童话里汲取了一些智慧，我已经践行了这些智慧。我想，我真的已经很好地觉察了我与我心中男性的关系，我知道我做了些什么，才让他能这般强有力地支持着我。

治疗师：这些年，你一直在自己身上下功夫，试着更加了解自己，变得更加坚定，尝试和自身所有不同的面向都建立联系。

利　兹：当然，我相信，米茨尔喀的故事让我深刻地认识到了这一点。这是个美丽的童话，但这里说的人是我。我猜，我可以是苏丹，也可以是公主，我甚至可以是那个老父亲。

治疗师：这个故事里没有年轻的王子，也没有设定她必须嫁给谁。在大部分的童话里，少女会和王子结婚，并最终过上好日子，而这个童话里可没有这种情节。

利　兹：我猜这就是为什么……你所说的正是我会被苏丹吸

引，并将他作为故事里的积极男性意象的原因，就算他们两个最后结婚了，我都不会觉得有什么好惊讶的。但这也并没有发生。随后，我开始在周围寻找其他男性。

治疗师：还有，对于米茨尔喀，以我所见，她已经做到了阴阳同体，她不是非得要一个男性典型。她能够接纳自己身上同时具备男性和女性两个部分。

利　兹：是的，对此我再清楚不过了，那是我认为苏丹将会从她身上学到的……还有那袒露的乳房。我想，这就是我最后的定论，她不需要其他人，她已经拥有了一切。她不需要任何人进入她的生活，也不需要通过结婚获得幸福。

治疗师：在你这样做以后，或者，在你这样想以后，你是否感受到了你内心中还有更多男性角色和女性角色？就我们列举的这个童话而言。

利　兹：对，你说得真好！你知道，好多内容我已经忘记了，因为已经过去几周了。但是，根据我们今天的讨论，在这儿进行的讨论，即使我以后没有做到像三公主那样，我也不会再为此惊讶了。在这一刻，我真的不知道该怎么做。但是，它使我开始用心去体会所有男性和女性，而不再只是感到害怕。我想，对我来说，我总是觉得自己太咄咄逼人或者太自负了。

治疗师：还有，那时的米茨尔喀，她装扮成男人的样子，也真的像一个男人一样做事，但是，她仍然为自己的女性身份感到自豪。在我看来，这就是一种真正意义上的阴阳同体。

利　兹：你说得真好！

治疗师：但是，她回家以后并不会继续扮演男性角色，她会重新做回女孩。

在我们的随访中，利兹对她创作的米茨尔喀海报有了更深的体悟。第一次听到这则童话时，利兹就被深深吸引——当人们在原型层面与一则童话产生共鸣时，这种反应十分常见。在利兹的案例中，这种转换角色的能力在她内心深处引发了共鸣。在我们之后的访谈中，利兹告诉我，她觉得女人学会使用螺丝刀、自己动手修理东西非常重要，而不是非得把这些任务全都交给男人。在这一点上，她很能够共情苏丹：尽管他是个位高权重的男人，但他选择向有智慧的女人寻求建议，并使用女性惯用的操纵或诡计来尝试揭开米茨尔喀性别的真相，而没有采取男性惯用的更阳刚的暴力或侵入性做法。

利兹也被米茨尔喀向苏丹袒露胸脯以证明自己是女性的行为逗乐了。她希望看到的故事结局是："米茨尔喀继续勇敢地走下去，做她真正想做的事。"她也将这一结局带入了积极想象。在她的海报中，利兹扮演了米茨尔喀，她在大学的楼梯上摆好了姿势，这对她来说是很大胆的。童话是人类议题的象征性代表，同时也是这些议题解决之道的象征性代表。因此，通过认同米茨尔喀和她的冒险行为，利兹现在可以允许自己去实现她未完成的梦想，去完成她的学业。

在荣格身处的那个时代，阴阳同体更多是一种原型观念，而不是生活的事实。不过，在今天，它已经成为现实。几十年前的女性主义运动帮助女性找到了她们在社会中阴阳同体的角色。女性开始从束缚她们的早期角色中脱离，并坚持要成为让自己更满意的角色。《民权法案》通过以后，女性也获得了进入那些过去专属于男性的领域的资格。与此同时，有些过去只有女性的领域，现在也成了部分男性的选择。现在，全国各地的人们都在发展与自己有关的运动。通过参与异性的生活，她们与自己阴阳同体的天性产生了联结，包括表达情感、与其他男性建立联系，还有击鼓（这可能会让她们再次体验到母亲心跳的节奏）。

正如我们大多数人所观察到的，这种社会转变已经开始为我们的生活方式、工作氛围和人际关系带来创造性的变化。在这一点上，我们可能会思考，这些转变究竟是来自环境内部的压力，还是源于根深蒂固的原型对被识别、被实现的需要。阴阳同体并不排斥一个人成为母亲、妻子、养育者、丈夫、父亲或供养者，但它确实为两性打开了享有原型和阴阳同体天性的大门。

第 6 章　梦与积极想象

我们的梦告诉了我们什么？它们是前一天所发生之事的残留吗？它们是否如克里克和米奇森（Crick & Mitchison）所提出的那样（Melnechuk, 1983），可以被看作是大脑清理内部无用信息或无意义记忆的方式呢？又或者，它们可能是在传达上帝的旨意（Kelsey, 1978）？

我们认为，梦有诸多意义：它们能让人深入了解原本难以理解的自我；能拓展意识；能解决生理和心理上的问题；能缓解压力；能完善心灵；而且，它们还能提供丰富的创作源泉。

弗洛伊德是现代心理学先驱者中的第一人，他试图以经验主义的方式探究意识背后的无意识。弗洛伊德认为，梦是无意识冲动得以表达的载体。其观点是，在睡眠期间，被压抑的愿望得以表达，因为在清醒状态下存在的审查力量在睡眠期间放松了，这些愿望得以进入意识层面，尽管是以伪装的形式。这些愿望被伪装起来是为了保护梦者的睡眠。如果这些愿望以未伪装的形式出现，就会引发焦虑并惊扰梦者。弗洛伊德认为，梦是一种显性表象（manifest facade）。这一表象掩盖了梦的内在或潜在意义，他认为这种潜在意义是某种被禁止的愿望。

在弗洛伊德的治疗方法中，梦者通过一系列想法对自己梦中的意象和思绪进行自由联想，精神分析学家则分析这些潜在内容中明显的愿望达成和压抑情况。弗洛伊德推测，梦并非偶然之物，它与意识和无意识的想法以及问题相关联。通过梦，神经症症状能够得到缓解。他认为，这些症状与某些有意识的经历有关。在弗洛伊德的自由联想法中，梦者被鼓励持续谈论自己梦中的意象，以及这些意象在其脑海中引发的想法。通过这种方式，无论是梦者说出的话还是未说出的话，都会暴露自己，揭示出自己神经症背后的无意识因素。

相反，荣格的分析心理学疗法建议梦者尽可能地贴近梦的内容，专注于与梦本身相关的联想。梦者要排除梦可能引发的所有不相关的想法和联想。荣格说："自由联想以一种'之'字形路线将人从梦的素材上引开，而我所创立的方法更像是一种'绕行'，其中心就是梦的画面。我围绕梦的画面展开工作，不理会梦者试图脱离它的任何尝试（Jung, 1964）。"

荣格的方法鼓励梦者扩充其梦境特定方面的联想，以发现其意识视角中缺失的元素。在联想的过程中，来自神话和幻想的类似素材往往会浮现出来，帮助梦者阐释梦境象征（Singer, 1972）。通过梦境，无意识会努力完善、扩展或补偿意识态度，从而为心灵带来平衡。自我未觉察到的、被否认的或缺失的元素因此被带入意识层面。

荣格还指出，梦通常包含着白天事件的印象和某些"未竟之事"。尽管如此，荣格认为梦远不只是一个单纯记录前一天印象的机制。他认为梦与个体当前的意识情境紧密相关，梦在个体心灵中起着自我调节的作用。意识态度往往是片面的，导致个体偏离了最佳的生活方式。梦倾向于通过强调对立面来补偿这种片面的意识。在极端情况下，当个体在意识生活中过于僵化时，梦会以一种惊人的力量提醒个体：这种僵化正在警示他——他的基本需求正在被忽视。

荣格认为，可以通过两种方式来解析梦。第一种是客观解析法。这种方法是将梦中的每个角色都视为现实世界中的人、关系或真实的生活情境。梦为梦者提供了现实世界中关系或情境事件的视角，这些事件在梦者的意识中一直存在。从这个角度来看，梦可能会为梦者在生活中的失衡或失调状况提供解决方案。因此，荣格强调实现心灵中对立元素和谐统一的重要性。

解析梦的第二种方法是主观解析法。在主观层面上，梦者将梦中所有人都看作其人格的不同方面。梦者不认识的人，或者在梦者现实生活中存在但目前并不被梦者在意的人，都可被解释为自身原型的人格化体现。这两种观点都需要加以考虑，不过可能更倾向于主观层面的解读。

正如在童话和神话中一样，许多梦也包含原型意象。霍尔（Hall, 1982）称，这些梦可被视为"大梦"（big dreams），"触及人格的结构，并且在数月至数年里都有确切意义"。霍尔还说："所有这类梦都可被视为象征性表述，但有些梦甚至达到了象征化的原型层面，其所涉及的意象在神话或宗教体系中有意义，而这些意义甚至可能不为梦者清醒时的意识所知。"

原型梦具有治愈和转化的力量。这种原型梦可能会向梦者呈现超凡的意象，比如巨人、侏儒、早熟的婴儿或者会说话的动物

等。来访者和学生经常报告说，他们在经历一个原型梦之后的很
长一段时间，都会有一种超自然的感觉萦绕心头。当来访者或学
生做了这样一个带有强烈情绪的梦时，我们会要求他们不要试图
去解析这个梦或者将其拆解，而仅仅是把这个梦画出来，并且与
这些意象和感觉"共处"。根据我们的经验，愿意简单地与这些
意象和感觉"共处"的梦者会发现，这个梦会持续影响他们，并
在未来一段时间内，在他们的内心世界和外部世界呈现出新的素
材。即使是在所谓可能包含原型内容的"坏"梦的情况下，我们
也发现，与梦"共处"并与之友好相处会带来它自身的化解方式。

　　这种尊重意象的方法基于詹姆斯·希尔曼（James Hillman）
的原型心理学研究成果。他于 1975 年说道：

　　　　我们对想象力的衰渎就在于，每当我们要求意象给出
　　其含义时，就强迫意象必须转换为概念。角落里蜷曲的蛇
　　若被解读为我的恐惧、我的性欲或是我的母亲情结，便无
　　异于扼杀了这条蛇本身的生命力。我们在听音乐、触摸雕
　　塑或阅读故事时，并不是出于寻找意义的目的，而仅仅是
　　为了想象。艺术虽然可能掩盖了多种心理学上的无知，但
　　至少它不会去琢磨这些意象到底是什么意思，也不会对意
　　象进行过度解读。对意象的解读甚至放大，包括整个象征
　　词典和民族学类比的分析工具，往往成了寓言的工具。它
　　们并没有通过将我们的概念性智力与梦境和幻想的意象联
　　系起来而使想象力更活跃，而是将意象换成了对它的评论

或摘要。而且，这些解释也忘记了它们本身是由意象引发的幻想，并不比意象本身更有意义。

与弗洛伊德不同，荣格希望他的患者能自行解析自己的梦，而不是依赖治疗师的分析。他告诫说，在得到患者确认之前，分析师的解释必须是尝试性的。辛格（Singer, 1972）称："梦的解析的关键在于，通过让患者获得与自身具有治疗特质的内在部分（即'内心的治疗师'）进行对话的能力，最终使患者不再依赖治疗师。"

荣格经常建议他的来访者画出他们的梦，这是一种扩充梦的素材的方式。在工作坊和课堂上，我们也鼓励学生和来访者利用艺术和摄影来丰富他们的梦。当梦的各个方面通过黏土、拼贴画、颜料、油画棒或摄影被描绘出来时，梦就有了新的意义、新的维度。从某种层面上讲，梦通常会传达一个简洁的信息，这个信息似乎清晰、简短且易懂。然而，当我们利用艺术作品从更主观的层面审视这个梦时，它就呈现出完全不同的意义。

当一个梦呈现给我们时，我们该如何解析它呢？荣格解析梦的基本方法可能会是我们的首选。除此之外，也可以参考各种不同的理论视角。如果来访者或学生呈现出一个充满超自然原型素材的梦，我们可能会要求来访者或学生把这个梦画出来，或者对其中某个方面进行雕塑，或者通过摄影来描绘他们在梦中的角色，或者创作一幅拼贴画来表现这个梦或这个梦的情感基调。然后，再运用希尔曼的原型方法来验证这些意象。希尔曼（1975）

说："我们从炼金术心理学家那里学到，要让意象对实验者产生作用，我们需要学会成为这个工作的对象——甚至是想象中的一个对象，或者被客体化的意象。"

麦克尼夫（McNiff，1990）认为原型心理学是一种"源于意象，并关注意象的感官和心理特质的理论。原型心理学并非将感官所提供的意象和信息用作理性分析的'原材料'，而是力求让意象启迪意识"。他赞同希尔曼的观点，即幻想工作与诸如写作、音乐和绘画等艺术密切相关。当一个人运用并发挥自己的想象力时，内心意象的力量会增强，而自我的力量则会减弱。

如果来访者或学生带着噩梦来咨询或上课，我们可能会考虑采用马来西亚塞诺伊人（Senoi）处理梦境的方法。多年来，我们发现，在处理儿童的噩梦、成人的噩梦或者成人儿时的噩梦时，这种方法都极为有益。开始处理时，我们会让来访者或学生按照他们的记忆画出那场噩梦。接下来，他们可以通过摄影来捕捉自己梦中的意象。这样，从本质上讲，他们就能成为自己梦境画面中的一部分。在这个时候，我们会采用约翰斯顿（Johnston，1978）基于塞诺哲学发展出来的技巧。约翰斯顿建议引导者开始这一过程时，告诉梦者："闭上眼睛，当你进入梦境时告诉我。"在梦者确认自己回到梦境之后，引导者接着问："现在发生了什么？"在这个梦境处理过程中，梦者会被引导经历六个阶段，约翰斯顿将这六个阶段分别命名为基调（key）、润色（embellishment）、主要角色（main figure）、礼物（gift）、手工制品（artifact）和探索（quest）。

首先，要让梦者找出梦境的本质，即约翰斯顿所说的基调。梦境的本质可能是一个简短的意象、一种感觉、一种颜色、梦中的一个人或者动物。例如，梦者可能会说这个梦没什么意义，但它的本质是令人恐惧的。那么梦的基调就是恐惧这种情绪。梦境的本质被称为基调，是因为它能够开启解读，能够通向梦境的其余部分，即便这个梦似乎是未完成的。这个基调能让梦者在清醒状态下尽可能地重新进入梦境。

当梦者积极地回忆或重温梦境时，润色阶段就开始了。他以第一人称、现在时态大声复述梦境。引导者可以通过向梦者询问有关地点、环境、声音或感觉等引导性问题来提供协助。随着梦者对梦境的主要基调进行润色，梦境中的主要角色就会逐渐浮现出来。主要角色可以是一个人、一个怪物、一只动物，甚至是一个无定形的形状。

接下来，梦者试图与主要角色展开对话。如果主要角色看起来很吓人或者很暴力，那么梦者可以通过召集盟友来帮助自己。梦者首先必须与主要角色相处得足够自在，才能以某种方式与其建立联系。这可能意味着在梦者和主要角色之间创造出一些想象的距离。如果主要角色变得充满敌意，梦者可以问："我能为你做些什么？"如果主要角色不愿意回答，梦者可以坚持追问或者换个说法提问。

第三个阶段是梦者和主要角色之间互赠礼物。礼物是主要角色和梦者结盟的象征。在这个阶段，梦者只需想象礼物的样子。

在下一阶段，梦者将创造出与主要角色交换的礼物，并赋予

其某种有形的形式，如手工制品。他可以先勾勒或以其他方式做
出礼物的初步轮廓，然后进行雕刻、绘画、书写或者以其他方式
制作礼物。完成后，他需要想象与主要角色交换这个象征礼物的
手工制品的情景。

　　在探索阶段，梦者需要在清醒的世界中寻找代表礼物的意
象。这场探索可能需要花费几分钟或者几天时间。梦者可能对礼
物的形式只有一个模糊的概念，但当他们看到它时，就能准确地
辨认出来。约翰斯顿将这种探索视为对内在精神目标及其在现实
世界中的象征对应物的探寻。

　　当用这种方法处理儿童的噩梦时，我们有时会采用一种简化
的形式。首先让孩子画出噩梦，或用摄影方式将自己置于噩梦场
景。孩子常常会一边创做自己的艺术作品，一边讲述噩梦。接下
来，我们让孩子找一些盟友带回到噩梦中。他可能会命令警察或
者军队，甚至他的宠物回到他的梦中保护他。重要的是，孩子在
重新进入梦境之前必须感到绝对安全。然后，引导孩子与噩梦中
的角色对话，比如老虎、怪物或者杀人犯。他会问这个角色："我
能为你做些什么？"然后耐心地等待回应。

　　接下来就是礼物交换环节。在这个阶段，孩子会从噩梦中的
角色那里收到一份礼物，并回赠一份礼物。正是在这个阶段，这
个角色常常会改变其行为或存在状态。我们认为，噩梦是个体内
心痛苦或内心冲突的象征。当然，这种内心的痛苦或冲突可能是
由内在或外在的痛苦或冲突引发的。正是礼物交换为孩子带来了
内心的和谐，因为很少有人会与敌人交换礼物。接下来，孩子可

以画、涂颜色或者雕刻他的礼物，以此作为与梦中敌人交好的纪念。

哈利

为了演示我们的照片艺术治疗方法如何与梦境合作，哈利同意对他在与科比特进行治疗的前一晚所做的梦进行解析。哈利是一位四十六岁的男性，除了本次梦境治疗之外，他还参与了广泛的照片艺术治疗项目。读者可以查阅第3章、第8章和第9章，以获取哈利关于照片艺术治疗的其他例子。

哈　利：嗯，事情是这样的，今天早上我大概五点醒来，这挺常见的，我早上通常醒得很早。我去冲咖啡时，看到地上有一张废纸。我俯身去捡，可当我弯下腰的时候，就直不起来了，同时下背部剧痛难忍。疼痛从一侧蔓延到另一侧，我无法挺直身子。所以我在那儿站了好一会儿，大概有十分钟吧，我还想着叫醒我妻子来帮我。其实我想躺在地上，但我甚至都没法挺直身子躺下去。

治疗师：所以你连躺在地上都不行吗？

哈　利：是的。除了弯腰站在那儿，我什么都做不了。于是，我就慢慢试着把身子挺直。疼痛稍微减轻了一点。然后我就稍微走动了一下，基本上是一瘸一拐地走。我感觉自己像个老头，弓着背努力站直。然后我去拿报纸，我不得不用脚趾把报纸捡起来，因为我弯不下腰。我想读报纸，但找不到一个能舒服地坐下的地方。最后我坐在餐桌旁的硬背椅子上，就是那种餐厅用的椅子。

治疗师：你的背部之前有过什么问题吗？

哈　利：没有。我唯一一次背部有问题是什么时候来着？二十多年前我摔倒过一次，但没伤到骨头，只是扭伤。但这次似乎和那次没什么关联，感觉不是同一种情况。

治疗师：疼痛的部位在哪里呢？

哈　利：就在我的下背部，感觉是横向的疼痛。但是，不管怎样，我刚刚说到哪儿了？当时我拿了报纸刚坐下，只要把腰板挺得笔直不动弹，就能看报纸了。于是我就这么做了，然后偶尔会站起来走动一下。最后，下背部感觉稍微放松了一点，也没那么疼了，只是有点恼人。大概8点我去上班了，情况还不算太糟。

接着我就到这儿来了。在车里的时候，我把这件事和我昨晚做的一个梦联系了起来。我做的梦是这样的：我要去某个地方，但不知道是哪里。似乎那个地方很远，大概30千米。路程很远，我是一个人去的，而且我得带点东西回来。一路上我都在非常黏的泥地里行走，我几乎抬不起脚，就像是在试图

115

穿过泥泞一样。于是我一路走到那里，拿了东西就回来了。在回来的路上，有个人和我在一起，但我不知道那是谁。

治疗师：是男性还是女性呢？

哈　利：我想是男性吧。我真的没法告诉你确切的情况，那不是某个特定的人。我往回走，在泥地里行走，我记得在梦里，当时还想呢，要是能走那种浅水滩多好，水都没不过鞋子，就两三厘米深，走过来一定很轻松。所以我试着找好走一点的路，但大多数时候都非常难走。

治疗师：如果走好走一点的路，你的背会舒服点吗？

哈　利：在梦里的那个时候我的背不疼。只是我的脚非常沉重，抬不起来。于是我就这么走着，然后我从泥地走到了一个谷仓院子里，院子里到处都是鸡粪。

治疗师：有很多鸡吗？

哈　利：我没有看到鸡，但到处都是鸡粪。一只鸡都没看到。我只看到有两只羔羊，有人正把它们赶进大门，还是畜栏或者某种围栏里。我朝着羔羊的方向走去，脚下仍然是泥地，而且不仅有泥，还有鸡粪。所有东西好像都被一层白色覆盖着，看起来像是鸡粪。我头上也有，但我觉得我好像戴着某种帽子。而驱赶这两只羔羊的人，全身都沾满了鸡粪。然后我就在鸡粪、烂泥之类的地上艰难跋涉，这就

是我能记得的最后场景了。我大概五点醒来的。顺
便说一下，当时正下着倾盆大雨，雨真的下得特别
大。我起床后就去了厨房，就像我之前说的，当
时我的背很痛。但其实平常，我的背部很少出现
问题。此外，我很少做噩梦。我做的梦通常都很
愉快。

治疗师：所以这是一种不寻常的情况。

哈　利：是的，这确实很不寻常。

此时，当哈利摆出他在梦中的姿势拍照时，他再次感到背部
剧烈疼痛。他开始制作关于他的梦的海报。在制作海报的过程
中，他继续说着话。

哈　利：于是我来到这儿，跟你说起这件事，摆出这个姿势
来拍照，展示我在梦里是如何扛着某个东西的。那
东西看起来像是一块很粗糙的方形木板——它是方
形的，不是我们通常理解的那种木板的形状，有 5
到 10 厘米厚。

治疗师：那它有多长呢？

哈　利：有 1.5 米到 2 米长。

治疗师：那相当长了。

哈　利：它又大又沉。它看起来没那么重，但质地很粗糙，
就像一块未加工的木头。一开始我以为我扛着一个

十字架，但后来又觉得不像十字架，而像是一根直直的木板。我正摆好姿势，打算拍照来展示扛着它是什么样子时，我的后背又突然疼了起来。所以不管怎样，我摆出了正确的姿势。我怀疑昨晚睡觉的时候我就是这个姿势，肯定是拉伤了那些肌肉。不管怎么说，我现在有这张照片，看着它，就感觉那东西很重。

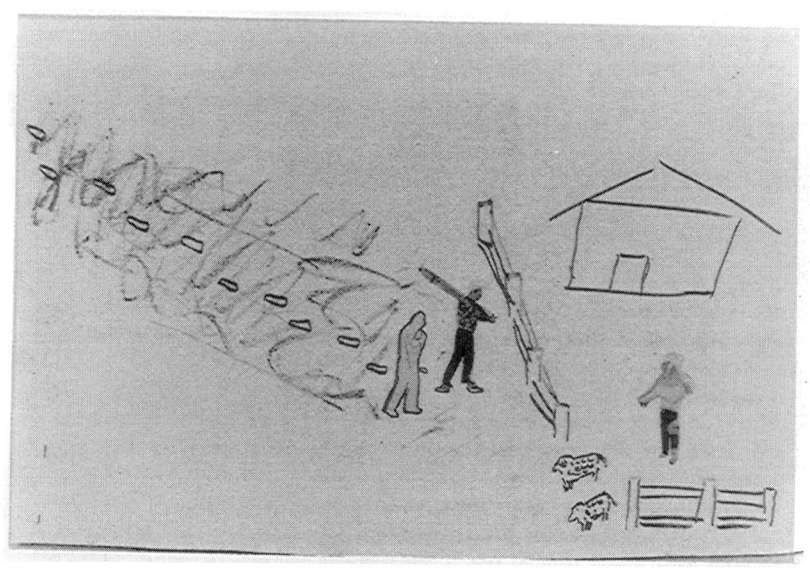

图 6-1　哈利的梦

治疗师：确实是这样。

哈　利：它看起来像是某种负担。

治疗师：你觉得它是什么木材呢？

哈　利：一种很粗糙的木材。

治疗师：像松木吗？因为你说它不太重。

哈　利：感觉不重，但我记得它在我右手中的触感。我不记得左手有什么感觉，但右手能感觉到。它质地粗糙，未经加工……

治疗师：你是右撇子，对吧？

哈　利：是的。它是某种质地粗糙、未加工的木板。现在我完全不知道这可能象征着什么，但显然是某种东西，某种我试图在困境中背负的担子。

治疗师：而且那些鸡肯定是栖息得很高，才会把鸡粪拉得到处都是，甚至落到另一个人的头上。

哈　利：我想是的。鸡粪似乎到处都是。我现在能联想到的是：我小时候在农场长大，我的工作就是打扫鸡舍，我很讨厌这个活儿。我和我哥哥必须做的就是，拿一把铲子把所有的鸡粪都铲掉。我不记得干这个活儿有多频繁了，可能一个月一次吧。

治疗师：可能一周一次。

哈　利：不，我觉得没那么频繁，因为鸡粪一堆积起来，我们就得把它铲掉。我一点都不喜欢那个工作。

治疗师：因为我母亲以前养过鸡。我不用打扫鸡舍，都是我哥哥打扫。我记得每个周末，他都在外面打扫鸡舍。

哈　利：一周一次？

治疗师：是的。他每个周末都在打扫。

哈　利：我真的不记得了，但我知道那是农场里最糟糕的
　　　　工作。

治疗师：是啊。

哈　利：在我的印象里，好像我必须去做这件事，而且我哥
　　　　哥似乎还帮过我，但我真的记不清了。

治疗师：也许你们是轮流做。可能隔周做一次。

哈　利：有这种可能。我真的不太确定。所以这是对过去的
　　　　一种联想。就目前的情况而言，工作中有很多事情
　　　　要做。我们削减了开支，我们不得不……但这似乎
　　　　和往常没什么不同。我们在工作中通常都会遇到财
　　　　务问题。

治疗师：但是，当你想到鸡粪的时候你会想到什么？

哈　利：嗯，文书工作，这是一个方面。

治疗师：一些烦心事。

哈　利：是的。烦心事。文书工作。我讨厌文书工作。再怎
　　　　么强调我有多讨厌文书工作都不为过。

治疗师：而且，我想说，像"鸡粪般的事"（琐事）其实是
　　　　一些没必要的事情，因为它们都是些组织方面的
　　　　事，或者是那些想要在组织里建立很多条条框框的
　　　　人用来监督你，以及监督你所做的事情的。

哈　利：是的。但实际上我工作上没遇到什么问题，和平
　　　　时没什么两样……通常我没有太多问题。我承担

了这个新的行政工作，但这工作没多少事。（哈利指着他的作品。）我正在做这块木板，但它太大了。

治疗师：那么，没有交叉部分的"十字架"是什么？

哈　利：我不知道，就是一条直线。

治疗师：你能用那样一块木板做什么呢？看起来你可以用它来建栅栏或者做门柱之类的东西。

哈　利：是的。在我的梦里，它似乎不是用来建造任何东西的。它看起来就像是一种负担。

治疗师：一种负担？

哈　利：或者说，它没什么用处。

治疗师：所以你正在经历这个……

哈　利：但不管它是什么，它都是未成形的……而且它还没有加工完，这似乎很重要。它是……

治疗师：这块木板没有加工好。

哈　利：是的。它很粗糙……那是胶水吗？

治疗师：是的。

哈　利：我就从这儿开始。也许我会把这个背景去掉，然后把它用于……用于另一个人的作品。

治疗师：好主意。

哈　利：我的背还疼着呢。刚才为了拍照摆姿势的时候，我的背伤又发作了。

治疗师：但是，在照片里你的身体姿势看起来并没有任何扭曲啊！

哈　利：在我看来是扭曲的。

治疗师：是吗？

哈　利：是的。

治疗师：你已经让双腿向前迈进了。你有没有感觉到拿着那个东西的时候有点弯腰驼背？

哈　利：就像这样。当时和我在一起的人大概在我的右边。我把这个背景放在这儿。然后，我要创作的场景是有两只小羔羊的。它们很小。

治疗师：当你提到小羔羊的时候，你会想到什么？

哈　利：宗教是一方面。农场，在农场生活。

治疗师：当我想到小羔羊的时候，我会想到它们即将被宰杀。

哈　利：我不会。我会想到某个谷仓院子。

治疗师：它们是很小的羔羊吗？

哈　利：是的。它们很小，不太大。在我看来，它们似乎不是最重要的东西，但它们是场景的一部分。最重要的是在那片泥地里艰难跋涉。我要弄出很多脚印。我要……试着在泥地里行走。我就画上一大堆脚印。这些脚印代表着大约30千米的泥泞道路。

治疗师：你是怎么得出30千米这个数字的？

哈　利：我不知道。但直觉告诉我大约30千米。那是很长的一段路。

治疗师：那可真是一段很长的距离啊！在梦里，你全程都在走吗?

哈　利：是的，嗯，不，我没有。我在去程走了一部分，然后在回程快结束的时候接着走。

治疗师：但你知道自己走了很长的距离。在回来的路上陪着你的那个人，他有没有提出帮你分担一下你所背负的东西呢?

哈　利：没有。我这才注意到他没帮我拿任何东西。

治疗师：因为背着东西走那么长的路可不容易。我想知道耶稣背着他的十字架走了多远?

哈　利：十二个站。十二个站，不管那有多远。耶稣走了多远?

治疗师：我不知道。

哈　利：我也不知道。我不知道该怎么做……

治疗师：羔羊和所背负的重担、扛着那块木板的象征意义……

哈　利：你能再拍一张赶着羔羊的人的照片吗?（拍完照片之后）这里有点小麻烦，因为在梦里是从我背着木板的视角来看的。当我现在画它的时候，我是从另一个视角来创作这幅作品的。我在想从另一边看会是什么样子，我也许应该从另一个角度来创作。

治疗师：是往相反的方向走吗?

哈　利：不。是从这个方向看的角度。

治疗师：朝你走来吗? 在海报里，你是朝观看者走来的吗?

哈　利：海报里所呈现的就是这个人从这个方向所看到的画面。不过没关系，我现在就从这个角度来创作。所以，这个牧羊人大概在这儿，羔羊正从这儿的某个门走过来。我看看能不能画出来……可以了。大概就是这样，就好像入口在右边画面外。这两只动物是……羔羊。顺便说一下，我当时（在梦里）穿着一件外套。也许，我会用什么东西来做一件外套。我想梦里的其他人只是我的一部分……牧羊人是我的一部分。他没有背负任何东西。

治疗师：但他有很多责任，得照顾那些羔羊。

哈　利：是的。不过这看起来似乎不是什么大事……

治疗师：而你的另一部分，就是在回来的路上和你在一起的那个人，他没帮上什么忙。

哈　利：是的。他根本没帮上忙。看起来好像……不过我觉得那个人物不重要。我不太清楚那可能代表什么。不管这个梦是什么，它确实让我的背很疼。我老是把头的上半部分画没了。这两张画我都画成这样了。现在这个人身上到处都是鸡粪。这个白色蜡笔能显色吗？

治疗师：它不会太显色。你想用蓝色还是灰色呢？灰色会比较好。

哈　利：这个牧羊人这儿，特别是他的头上……

治疗师：好多鸡粪啊！

哈　利：我把它画成灰色了，但这个地方实际上是白色的。而且我觉得他戴着一顶帽子，实际上，我觉得我也

戴着一顶帽子。某种帽子。我不会画羔羊。你这儿
有羔羊的画之类的东西吗？

治疗师：我好像有本画着羔羊的书。

哈　利：你有这个（拿起一个民间艺术风格的小羊摆件）。

治疗师：我有好多狼（指着书中的一些狼）。

哈　利：只是这只羊是成年的。我就凑合着画吧。它们不是
往不同的方向走，而是分散开来。

治疗师：你不觉得你扛着的那块木板与建造栅栏或大门之类
的东西有什么关系吗？

哈　利：看起来不像。它似乎和任何东西都没有关系，除了
像我说的，它很粗糙。哦！你知道我意识到什么了
吗？我画错手了。我当时是用右手摸着木板的，我
能感觉到它的质地，不是有木刺，而是没有加工过
的粗糙感。

治疗师：粗糙。

哈　利：对，就是"粗糙"。这儿也有某种建筑物。我还是
继续用棕色来画吧！它看起来是棕色的。这就像一
个谷仓院子，但是根本就没有……我清楚地记得这
儿有个开口，我当时正要朝着那个开口的方向走进
去。至于穿过那个开口之后是什么，我说不上来，
我完全不知道。

治疗师：羔羊们正朝着相反的方向走，它们正在出来。

哈　利：没错。它们朝着相反的方向走，它们要出来了。它

们朝着这个方向走过来。

治疗师：朝着你这边吗？

哈　利：不，不是朝着我，而是朝着……就像我画在这儿的方向。我当时正要穿过这个开口，到那边的某个地方去。而这个赶羊的人似乎相当无关紧要，他只是刚好在那儿。他没有特别挡住我的路或者怎样，只是刚好在那个交叉路口之类的地方。

治疗师：你觉得那个人怎么样？他聪明吗？还是他……

哈　利：他浑身都是屎……就是这样，他满身鸡粪。这里画的时候得用黑色或深棕色。那里全是泥。

治疗师：鸡粪是从哪里开始有的呢？

哈　利：大概就是我画这些人的地方。

治疗师：所以，是更靠近谷仓院子的地方吗？但是并没有鸡？

哈　利：没有。我没看到鸡。而这整片地方都布满了鸡粪——白色的鸡粪，从这儿开始的这一整片区域。所以就好像我得穿过这片泥地，黏糊糊的泥土粘在我的脚底，我还得费力地走过去。

治疗师：那里很臭吗？你闻到什么气味了吗？

哈　利：没有。我什么都没闻到，但是后来我也不得不穿过鸡粪，弄得全身都是。这不是个很愉快的梦，实际上，这是个非常糟糕的梦。嗯，这个（油画棒）不错，那就用这个颜色涂满吧！鸡粪到处都是。

治疗师：就好像他几乎被鸡粪淹没了。

哈　利：是的。就好像鸡粪堆在他头上一样，我的头上也有。

治疗师：你的朋友，或者说你的同伴呢？他身上有鸡粪吗？

哈　利：我不知道。他是个非常模糊的形象。

治疗师：谷仓院子里有什么？你觉得鸡在谷仓院子里吗？

哈　利：那就像个农家院，一个谷仓院子或者棚屋之类的地
　　　　方。它不像一座房子。我对梦的开头部分唯一的记
　　　　忆就是在泥地里行走。没有什么细节。我觉得这个
　　　　画面中的交叉点就是我醒来的时候，就是我重现的
　　　　这个场景。在泥地里跋涉感觉很艰难，而且……我
　　　　画了这些穿过泥地的脚印，代表每走一步都非常困
　　　　难。我得把脚从泥里拔出来，脚会陷进去，我一直
　　　　在努力找一条好走一点的路。

治疗师：如果你往返各走 30 千米，共 60 千米的话，那会让
　　　　你背痛的。

哈　利：真的很艰难，走路很困难。

治疗师：我想这对背部来说会很困难，想着把每只脚都拔出
　　　　来，想着下背部肌肉的劳损。

哈　利：是的，这是一种劳损。这非常累人，而且没有明显
　　　　的目的。只是徒劳无功地辛苦工作。但我是需要去
　　　　某个地方的，我不是单纯地在走路。我有一个目标。

治疗师：你是这个农场的主人吗？这是你的农场吗？

哈　利：我不知道。好像它和我长大的农场有某种联系。但
　　　　在我的梦里并没有"这是我的农场"这种感觉，更

像是"这只是有两只羔羊的某个农家院"。

治疗师：你长大的农场里有羔羊吗？

哈　利：有。

治疗师：你能把你现在生活中发生的任何事情和当时发生的事情在感觉层面上联系起来吗？感觉有压力？感觉与人疏离？感觉被忽视？诸如此类。

哈　利：没有什么具体能联系起来的。我能想到的一件事是我一直在读一本关于印度的书。这和农场没有任何关系。这本书是一本短篇小说集，这些故事其实具有普遍性。大多数故事都和某种遭遇有关。我不知道这是否相关，但我一直在读这些故事。昨晚睡觉前我还在读，读了其中几个故事。这可能有点关系，但这些故事没有一个是关于农家院的。它们是悲剧，是一些有着悲惨生活的人的故事。就我自己童年的农场生活而言，那不是很愉快。

治疗师：你确实得在农场干活，你得打扫鸡舍，可能还得做一些其他的农场杂活。

哈　利：是的，可能不会比其他农场的孩子干得更多。我的意思是，我不觉得自己被单独挑出来干很多活。我不太喜欢干这些活。我的意思是，杂活可不是白叫的。但它们确实是杂活。

治疗师：你小时候有没有想过长大后绝不当农民？

哈　利：我不知道小时候有没有这么想过，但长大一点后我

肯定想过要接受教育，这样就不用当农民了。我不
介意住在农场，但我不想在农场工作。如果我再回
到农场，我会雇人来做所有的工作。

治疗师：扛着那块木板是很大的负担。如果单程是 30 千米，
那往返就是 60 千米。

哈　利：那是很长的一段路。

治疗师：扛着那块木板走那么远的距离。

哈　利：我去的时候没有扛着它，只是回来的时候扛着。

治疗师：只是回来的时候扛着？

哈　利：所以我之前是去取它（木板）的。显然我是去取我
要扛回来的东西。

治疗师：你要知道，就算是扛着一块木板走 30 千米也是很
长的一段路。从某种程度上说，这是个苦差事，不
是吗？

哈　利：是的。但这不像是一个负担，而是我特意去取的，
并且把那样东西带回来是有目的的。这不是那种我
毫无理由就把它扛着到处走的东西。而且我现在完
全不知道它是什么，或者它可能代表什么，但这是
一个我给自己安排的、以目标为导向的任务。看起
来不像是有人叫我去做这件事的，好像是我自己揽
下的事情。

治疗师：而且木板很粗糙，所以它应该还没有加工好。不是
那种你能马上用来做家具之类的木材。

129

哈　利：是的。至少短期内我不会用它做家具。而且我不知道我要去哪里。这个农场不是最终目的地。我是穿过那里去别的地方。

治疗师：不会是木柴之类的东西吧?

哈　利：不是。这是一块木板，不是原木。

治疗师：这块木板是被处理过的。

哈　利：是的。是某种加工过但很粗糙的木板。所以我不清楚，我只知道我去取了它，而且我要带着它去某个地方。我要穿过这个梦境中的场景到达那里。这是非常不愉快的、非常艰难的一部分，而且我不知道最终的目的地在哪里。就好像我正处于这个中间。

治疗师：只是为了让你从这种压力中稍微解脱一下，如果在你的想象中，你把木板放下或者找个能放下它的地方，这样你就不用一直扛着它，让背部承受那么大的压力，这或许是个好主意。

哈　利：是的。我也许可以让另一个人帮我扛着它。

治疗师：这是个好主意。

哈　利：把它放下似乎不太对。感觉不太对。感觉更像是我扛着它，且有点无助。

治疗师：所以，如果你有某样东西，如一辆手推车或者一个人来帮忙扛木板，也许能减轻一些压力。全靠你自己的话，压力太大了，这对你来说是个太重的负担。

130

哈　利：是的。不仅仅是我所扛着的木板，还有我行走时的
　　　　地面也有影响。泥地很难走。而且我想，自从你打
　　　　开录音机之后我还没有提到过，要是有些地方有水
　　　　的话，我走起来会更容易些。如果我能找到一条
　　　　路，不是那种常规意义上的路，而是积着大概有一
　　　　两厘米浅水的区域，走起来就没那么艰难了。那就
　　　　不是那种黏糊糊的泥地，会比较好走。有时候有水
　　　　的地方会让走路的过程稍微轻松一点。而且我似乎
　　　　有这么个模糊的记忆，不管和我在一起的这个人是
　　　　谁，我都会跟他提到这一点，就是我们可以找到一
　　　　条更好走的路。

治疗师：但他还是没有提出要帮你吗？

哈　利：没有。他是个非常安静的人。我想这是我自身的某
　　　　个部分，算是一个沉默的伙伴吧。

治疗师：嗯，两个同类事物的出现可能表明这相当接近你的
　　　　意识层面。所以，你这里（指着海报）有两个人物，
　　　　这里也有两个人物。这可能是你能掌控的东西。

哈　利：很有趣。你为什么觉得这些是幼小动物而不是成年
　　　　动物呢？

治疗师：也许这是你生活中的新事物。

哈　利：它们是羔羊。很显然，它们是羔羊。

治疗师：它们没有威胁性。我觉得羔羊没有威胁性。

哈　利：它们没有威胁性。

131

治疗师：通常人们认为羔羊很可爱。

哈　利：它们是白色的羔羊，我知道。白色的羔羊和白色的鸡粪。

治疗师：纯洁？还是思想的纯洁？

哈　利：或者只是因为大多数羔羊是白色的。我小时候养过羊，养过羔羊。

治疗师：你喜欢它们吗？你喜欢那些小羔羊吗？

哈　利：小羔羊的话，我喜欢，但我不太喜欢大的羊。有小羔羊在身边很有趣。

治疗师：那你应该觉得是羊粪才对，不是吗？

哈　利：不。是鸡粪。

治疗师：我知道。但是，有羔羊在身边的话，你会觉得应该是羊粪而不是鸡粪。鸡粪只是给了我这个想法。

哈　利：这不太重要。

治疗师：这真的很讨厌。好吧，把这幅画带回家，把它放在你可以看到的地方，不要太用力去研究它，但当你看到它时，你的大脑会产生一些新的联想。也许我们可以在周二的时候从中得到一些新的素材。

哈　利：好的。我能做到。

治疗师：我们还可以做的一件事是对它进行积极想象，让梦继续下去，看看会发生什么。也许，我们可以在周二这么做。

哈　利：好的。我希望我不会忘记这个梦。现在这个梦非常清晰。

治疗师：你不会忘记的。你把这些都画下来了，其余的对话都在磁带上。

哈　利：我在努力回想这个梦是否还有其他内容，是否还有其他画面。梦里大部分是白色的。没有其他颜色。

治疗师：你说你有一件夹克，他也有一件夹克。它们是什么颜色的？

哈　利：黑色的。是的。我会把它们画出来。

治疗师：所以梦里主要是黑色、白色，还有一些棕色。

哈　利：是的。没有什么色彩。也许我会剪出一件夹克。这完全不是一个色彩丰富的画面。非常单调乏味。我打算把它剪出来……我会这么做的。

治疗师：好的。

哈　利：真的很简单。

治疗师：你在农场生活的时候，那是一种单调乏味的生活吗？有什么令人兴奋的事情吗？

哈　利：这个问题问得好。农场生活中最棒的事情就是所有的小动物，那些幼崽。小猪和小羊……不是山羊，是羔羊。

治疗师：你当时多大了？

哈　利：我大概从五岁起就一直住在那儿，直到八年级。

治疗师：所以那是在你可能和你儿子差不多大的时候，对吧？

哈　利：是的。差不多大。我刚开始上八年级的时候，我们就从农场搬走了。实际上那是很长的一段时间。大概八年。

治疗师：我随便猜测一下，如果你觉得自己的生活有点停滞不前、毫无生气，那是不是希望生活中能多一点刺激呢？

哈　利：有可能。

治疗师：是不是有很多重复的事情需要你去做？那些无趣的事情？没有新的冒险？

哈　利：其实也不完全是这样。我度过了一个非常有趣的夏天。

治疗师：但夏天已经过去了。

哈　利：是的。现在已经过去了，又要开始进入常规的工作了。

治疗师：又要陷入鸡粪般糟糕的生活吗？

哈　利：现在我的职业生涯并没有陷入困境。也许，我觉得这是比那更微妙的事情。我不太确定是什么。可能与衰老有关，也许是精力不如以前了。我在努力想是什么引发了这种感觉。我……我读过的那本书可能是部分原因。

治疗师：那本书叫什么名字？

哈　利：《科拉奇尼家的午后》(*Afternoon at Coracini's*)，或是类似这样的名字。那是其中一个故事的标题。这是一位印度作家写的短篇小说集，几乎所有的故事都以印度为背景。但是有一个故事是以英国为背景……非常有趣的故事，它真的很精彩。这是引发这种感觉的部分原因。而且我和凯（Kay）组建了这个工作团体，但这不是个负担。它感觉不像是个负担，更像是比较有趣的事情。

治疗师：你拿着的这根杆子也是一个巨大的阳具形状。

哈　利：嗯，这个我不太清楚，但是它很重。与其说它很重，不如说它在那儿比较碍事。它的尺寸相当大。

治疗师：在你的整幅画面里，没有多少柔和的女性化曲线。你有很多直杆子，很多直线。你的房子全是直线。而羔羊是最具女性化，最柔和的元素。

哈　利：它没有什么女性化的感觉。总体上真的很让人不舒服。这不是噩梦，我的意思是，没有什么可怕的。我不害怕。只是在泥地里艰难地走着，努力把脚从泥里拔出来。这很累人。

治疗师：我觉得最有趣的部分是，你的身体接收到了这个信息，并且它真的在给你传递需要关注这个信息的信号。不管你身上正在发生什么事，你都要关注它。

哈　利：我希望我能更好地理解我应该关注的是什么。

治疗师：因为这个信息来自无意识，所以一切都处于黑暗之中，像是某种模糊的状态。

哈　利：也许我不必知道它是什么，我只需要关注这件事就好。

> **治疗师**：嗯，有时候这个信息需要一段时间才能慢慢浮现出来。
>
> **哈　利**：我有一种感觉，我只要关注它就好了，不管它是什么，似乎并没有那么重要。
>
> **治疗师**：并且还有人来帮助你。我认为这个梦传达出的一个重要信息就是，寻求帮助很重要，不要试图自己承担一切。因为如果肩上的担子有所转移，我不知道你的背部疼痛还会不会如此困扰你。
>
> **哈　利**：我对得到帮助并不太在意，我更想渡过这个难关。我想知道这之后是什么，渡过我一直试图渡过的这个难关。继续做那之后的事情。也许我应该做的是努力弄清楚这之后是什么。
>
> **治疗师**：如果你想在周二继续，我们将进行一些积极的想象，让这个梦继续下去。
>
> **哈　利**：好的。那可能会有用。
>
> **治疗师**：嗯，今天就到这儿吧。

　　哈利的梦境非常强烈，强烈到让他背疼得厉害。他第一次感到背疼是在捡起一张纸的时候，然后是在拿起晨报的时候，后来当他做出梦中扛着木板的姿势时背又疼了。尽管这个梦对哈利可能意味着很多，但他并没有恍然大悟，没有洞悉这个梦的含义。哈利推测这个梦可能与他正在读的一本充满异域风情的短篇小说集有关。实际上，在做梦的前一天晚上，他正在读这本书里的其中一个故事。他还认为这个梦可能和衰老有关，或许是因为他的背疼，更有可能的是，和衰老所带来的令人衰弱的状况有关。

哈利拒绝接受任何暗示，即梦中的羔羊或者扛木板的象征可能表示基督教或者祭祀主题的说法。他也不认为深陷泥沼和他目前的生活有任何关系。另一方面，哈利能够将梦中的象征与他幼年在农场生活的记忆联系起来。他觉得那个时候的生活很单纯，与小动物相处的记忆很美好。

有时候，像这样的梦只需要时间和耐心，其含义就会变得清晰起来。另一方面，因为这个梦如此生动，哈利急于解读这个梦，于是我们决定通过积极想象来延续这个梦，这可能会对我们有用。

积极想象

荣格的积极想象（active imagination）理论最初源于他对古代炼金术（即将基础物质转化为黄金）的研究（*Collected Works, Vol. 14*）。他发现，炼金术士实际上是探寻"真正"黄金（灵魂的黄金）的哲学家，他们的投射建立在原始物质之上，反映了他们自身心灵的内在运作。荣格称，炼金术的奥秘在于超越功能，即通过将高贵成分与基础成分、分化功能与劣势功能、意识与无意识相融合来实现人格的转变（*Collected Works, Vol. 7*）。

荣格的超越功能理论是他对心理学领域的重要贡献之一。他认为，促进人格中的意识与无意识层面之间的沟通对于形成一种全新且更健康的态度至关重要。在他看来，不应谴责无意识，而应认识到其在补偿个人意识状态方面的重要意义（*Collected Works, Vol. 8*）。他认为，这可以通过超越功能，或者说将无意识内容整合进意识中来实现。积极想象就是他用于实现这种转变的技术。

积极想象允许从自我的角度在意识与无意识之间形成一种对峙，从而在心灵中产生第三个点，或者说中心点。通过这一过程，当一个包含对立元素的人物或意象（如在梦境或幻想中）出现时，这个人物或意象就成为一个统合对立的象征，有助于从一种态度向另一种态度转变。

积极想象是一种心理状态，在这种状态下，无意识中无形的原型获得显化的形式，变得活跃且自主。如果意识理性不加以干涉，积极想象的意象就会拥有自己的生命，象征性事件会按照自身的逻辑发展。荣格（*Collected Works, Vol. 9*）称，积极想象是"半梦、半幻景，或者梦与幻景的混合"。它是一种观察个体内心意象流的方法。荣格会让他的来访者将注意力集中在他们梦境中某个难以忘却但难以理解的方面，或者集中在一个自发的幻景上。他们要持续保持专注，同时观察梦境意象或幻景中发生的任何变化。他们不应评判自己的积极想象，而只需客观地记录这一过程。

根据荣格（*Collected Works, Vol. 18*）的观点，要进行积极想象，首先必须专注于一个心理意象，当这个意象开始活跃起来时，"意象会因细节而变得丰富，它会变动和发展……所以，当我们专注于一个内心意象，并且小心不去打断事件的自然发展过程时，我们的无意识将会产生一系列意象，这些意象会构成一个完整的故事"。

积极想象的另一个重要特征是：通过这一过程与来自无意识的象征建立联系，一个人不仅能找到方向，还能获取新的能量来源（Adler, 1948）。阿德勒称，"这些象征具有控制未分化和原始力比多的能力"。荣格认为，象征是一种能量转换器，以神经症症状的形式锁定在无意识中的未被同化的能量，可以通过使用象征转化为能量，并整合到意识态度当中。这种自我同化过程可以通过梦境或者其他无意识表达方式（如积极想象）来实现。

例如，一位学习荣格分析心理学的女性分享了如下简短而隐晦的梦境：一匹棕色的马站在一匹白色的马前面，两匹马都动弹不得。当她对这个梦进行积极想象时，她牵着白色马绕到棕色马的前面。白色马立刻飞奔着越过一条小溪，棕色马紧随其后。伴随着这些意象，她体验到了一种新的热情及能量的流动。

哈利和我同意使用荣格的积极想象法继续对他的梦进行探索。我们记录了整个过程：

治疗师：我希望你尽可能放松，尽可能深入地回到你的梦境状态。最好闭上眼睛，首先在想象中放松全身，释放紧张感。在身体任何部位感受到的紧张感，你都要释放掉。告诉自己放松，放松。放松全身的肌肉。感觉自己在放松，变得越来越放松。现在，试着找到自己处于梦境开始时的状态。按照梦境发生的顺序讲述这个梦。

哈　利：好的。我正沿着一个类似浅溪床的地方前行。不全是浅水，有些是泥地，那种有点黏糊、会粘脚的泥。泥粘在我的脚上，我很难挪动。我似乎正在逆流而上或是向北走，而且肩负着要获取某种东西的使命。我独自一人，前行非常艰难。

我试图挑些好走一点的地方，挑些不那么泥泞的地方走。我向前走，然后又往南折返，或者说又顺流而下。我已经拿到了我要去取的东西。我身边有一位同伴，他在我的右边。我看不太清他，他在我右后方一点的位置。路仍然非常泥泞难行，我又试图找好走的地方。这里水很浅，甚至还未没过我的鞋子，大概2厘米或1厘米深。每当我找到那些地方的时候，走起来似乎变得更容易一点。然后我突然意识到我正扛着这个……像是某种木板之类的东西。我把它扛在右肩上，我的右手能感觉到木板的纹理，在我右手上能感觉到。我想我的左手正抓着它的一端，右手扶稳它，然后扛在右肩上。这是一块摸起来很粗糙的木板之类的东西，看起来大概1.5米长，5至8厘米见方。我能感觉到它的纹理。它没有木刺，但很粗糙，就好像里面有一些沙子似的。

就在那会儿，我正走着，注意到自己正在靠近一个谷仓院子。在我前方，那个谷仓院子的左边有一座建筑物，周围有牲畜。我和谷仓院子之间有一道围栏。在我前方稍微靠右一点的围栏上有个缺口。有一个男人正从围栏的缺口处走过来，差不多是朝着我这个方向，但稍微偏右一点。似乎还有小羔羊，它们蹦蹦跳跳，很顽皮。而且它们有点分散，似乎朝着相反的方向走，不过并不是完全平行。

我注意到的另一件事是，到处都是白色的鸡粪，男人和我身上全都是。我好像戴着帽子，或者那个男人戴着帽子，或许我们俩都戴着。整个地方都是白色的，像铺了一层雪一样。泥土上、地板上，到处都是。谷仓院子里、围栏上也都是。简直就是一片洁白，什么都看不见。差不多就是这样了。我当时好像就是漫无目的地朝围栏那边走去。

治疗师：我现在希望你做的是停留在这个梦境中，继续这个梦。要继续这个梦，你可以与梦中的这些人物互动，或者做任何你想做的事。你也可以给你的梦画上一个句号，或者对这个梦产生一些领悟。

哈 利：还有一件事我忘了提，我穿着一件深色的外套，看起来是黑色或深色的某种夹克。嗯，我想我会继续往前走。另一个人，不管他是谁，他是我的同伴，就只是和我一起走着。那个牧羊人继续赶着羊走过来，他似乎并不在意我们。让我看看……我拿着这块木板，我要用它做什么呢？看来我最好还是继续扛着它。所以，我打算从牧羊人和羊群之间穿过去，这样我就抄了不少近路……但他似乎还是没有在意，也不感兴趣。嗯……那我就直接走到他前面，继续往前走，手里还拿着那块木板。在另一边，我完全看不到谷仓院子了。那边应该没有围栏，所以我就直接走过去了。这样，我就走出了谷仓院子，也从那堆鸡粪中走出来了。我看看，这边更多的是黄色的草地，或者是牧场之类的。这可比泥地好走多了，走起来很轻松。

我继续往前走。估计那个人还跟我在一起——我的同伴。他似乎没给我什么帮助，只是陪着我。我们走着走着，我想这儿有一条小溪，它应该是在右边。与小溪平行的是一片长满草的牧场。走出有鸡粪的泥地，踏上坚实的地面时，我真的松了一口气。我继续走着，扛着这块木板……我知道我要做什么了，我要用我扛着的这块木板搭座桥，这样我就能到小溪的对岸了。所以我把它放在那里，然后我就可以走到它的右边去了。

我想知道我的同伴打算怎么做，因为这块木板容不下我们两个人。我想要借助木板走到溪流的右岸去，而他还跟着我。最后我猜他就这么漂过去了，他似乎不需要借助任何东西来行走，而我也可以放下这块木板，不必再扛着它了。我们沿着这条溪流继续走，但现在我在对岸了。我沿着溪流继续往下走。现在我可以走得更轻快些了，因为我不需要拿任何东西。也许我要开始吹口哨或者唱歌之类的。沿着河岸徒步前行还不用带东西，这感觉可真不错。

我的同伴似乎是个精灵，他就这么飘着前行，像个影子一样跟着我。或者，他不是黑影，更像是一种精神性的存在。我不知道自己要去哪里，或许是顺流而下吧。哦，我好像又回到了梦开始时出发的地方，之前我是朝着相反的方向走的。现在我又回到了起点，不过这次走起来轻松多了。我好像被困在这儿了，我回到了开始的地方。周围似乎没有人，而我不确定接下来该去哪里。

总之，我回到了起点，这是一片辽阔的区域，令人愉悦。我不确定这是不是一块田地，反正是某种户外区域，像个牧场。没有可以坐下的地方，没有圆木可供休息。完全是开阔的。我希望能有个地方坐下，但我只能站着。我有一种冲动，想重新开始这一切，做一些有意义的事情。但我可不想再忍受那些鸡粪了。我的同伴总是在离我约 1 米远的右边。他从不说话，但他好像什么都知道似的。不管这是哪里，反正是我出发的地方。

这是一次顺时针方向的旅行。鸡粪在另一边。我在想，如果我顺流而下而不是逆流而上会发生什么？也许这就像过去和未来，逆流而上就像回到过去，顺流而下则是走向未来？我其实并不想这么做。我感觉这个梦像是在倒退。

我正在脱离积极想象的状态，开始从中脱离出来。实际上，我想顺流而下。不，我不想。我等到下次再说吧。我准备好了，就在这里等着。我想在下一次旅程中顺流而下。

治疗师：那是不是羊和牧羊人所在的反方向？

哈　利：是的。那个地方也在河的另一边，或者说是在溪流或其他什么的另一边。它很小，像条溪流。

治疗师：水看起来怎么样？

哈　利：很清澈。让我告诉你那是什么，那是我小时候在农场边的溪流。那儿有条小溪流经土地。

治疗师：你童年时经常需要穿过它吗？

哈　利：我上学的时候，必须穿过这条小溪。

治疗师：你们有桥吗？

哈　利：没有，我就直接跳过去了。它很窄。

治疗师：那里有鸡粪吗？

哈　利：哦，是的。在谷仓院子那里。我联想到我们家和谷仓院子在溪流的这边，学校在另一边。所以我必须穿过去才能到对岸去上学。大约有 1.6 千米。这好像是回去拾起一些童年的碎片。我想我们总是可以这样认为：逆流而上是回到过去，顺流而下则是走向未来。

治疗师：那牧羊人呢？

哈　利：我不知道。我当时正朝着相反的方向走。我想谷仓院子里可能还有些别的动物，例如奶牛，不过这不是特别重要。我知道还有些别的动物……但我不想再过多地回忆童年了……

治疗师：也许一旦你环顾四周，获得一个新的视角，就不必再次经历那些事了。

哈　利：也许就这么简单，但我仍然背负着一些童年的包袱。

治疗师：在我看来也是，当你提到羊群散开时，如果它们朝着两个不同的方向走的话，可能就很难放牧了。

哈　利：可能是我的哥哥和妹妹，朝着不同的方向走。嗯，我想看待这件事唯一合理的方式就是：他们都是我自身的一部分。这个扛着木板的部分是我自己的一部分，比较单纯的部分。而我不知道另一部分是什么，弄清楚这个问题应该会有用。

治疗师：另外两个部分都没有言语表达。

哈　利：是的，他们什么都没说。

治疗师：那一个是劳工，这个也是劳工（指着海报上的人像）。他是牧羊人，但就像你谈到他时说的那样，他看起来不太机灵。他甚至都没有看你一眼。他好像对你毫不在意，任由自己身上沾满粪便，也不清理掉或者做任何处理，就带着粪便走路。

哈　利：是的。我也是。有一点我知道，你永远别想让我再回到农场当农民。我可能会住在那儿，让别人做所有的工作。我从没见过哪个住在农场的人还想回去当农民。

治疗师：在那儿有很多工作要做。

哈　利：我跟你说，这是个负担。与其说是工作量大，不如说是你得一直守在那儿。不管你愿不愿意，你每天都得给奶牛挤奶，一天两次。

治疗师：而且你还得喂鸡。

哈　利：对，我得喂鸡。这不是工作量的问题，而是实实在在的负担。

治疗师：你得清理鸡舍的粪便吗？

哈　利：哦，是的，当然了。这是件没完没了的事，你就是不能……如果你想去度假，你就得安排别人来打理这些事。你不能说走就走，没有自由。除非你有个能管理农场事务的人，那就不一样了。如果我有个管家的话，我倒是不介意做这些事，因为我喜欢户外活动，而且我喜欢周围有动物。

想起那段时光很奇怪。我上一年级的时候我们住在那个农场……嗯，实际上肯定在此之前就住在那儿了。从我大概四岁半或者五岁开始，一直住到上八年级。仔细想想，时间也不是很长，八年而已。

治疗师：嗯，这取决于你如何看待它。

哈　利：在孩子的生命里这算很长的时间了，但在成年人的生命里就显得没那么长。八年，不是很长。但当我想起我的童年时，那段时间似乎就是我的整个童年了。

治疗师：嗯，也差不多了。那可能是一段最难忘的岁月。大概五岁的时候是你真正开始留意周围事物的时候。

哈　利：在那之前我们住在镇上，之后我们又搬回了同一个小镇。那时我正要上八年级。但那段时间似乎很重要。在农场的日子大部分都很混乱。

治疗师：你父亲和你一起住在农场吗？

哈　利：嗯，他有时候会住在农场。但他不常在那儿。

治疗师：那么，大部分的重担都落在你母亲身上了吗？

哈　利：是的。父亲很少在家，因为他总是跑到某个精神病院去。就算偶尔回家，你知道他常做些什么吗？我们家在内布拉斯加州的一个农场，有一座两层的木屋，里面连暖气都没有。农场位于平原之上。那些来自加拿大的冷空气会席卷而来，什么都阻挡不了。那里真的很冷。所以他过去常常搬到镇上去，住在酒店里，而把家人留在农场。他是个混蛋，真的是个混蛋。当他不住酒店的时候，不是在精神病院，就是在跟别人同居厮混。他身边总是有一群女人。他会和某人同居一段时间。从那以后我把这些事情拼凑起来，发现这就是他在做的事。还有其他人也给我补充了一些情况。他是个非常自私的人。而且他很暴力，这令我很害怕。我不知道我母亲是怎么想的，反正我们这些孩子，总会因为他的离开而感到高兴。而当他出现的时候，我们就很讨厌他。他有时候会回家待上几天或者一个星期，有时候在播种或者收割的日子里，他会待得更久些。

治疗师：他试图干预每个人的行为吗？

哈　利：不。他没这么做。但有些事情他必须在场，比如种庄稼或者收玉米之类的时候。但当他不是必须在场的时候，他就很少在家，这点很好。而当他在家的时候，每个人都如履薄冰，因为我们不确定他是否会做出疯狂的举动，突然间大发雷霆。

治疗师：所以你尽可能地避开他吗？

哈　利：是的。我哥哥承受了他大部分的疯狂举动。我记得有一次，大概，我猜是八九岁的时候。我们农场的房子里有很多枪，各种各样的枪，其中还有两三支猎枪。我自己有一支猎枪和一支步枪。我想大概在我八九岁的时候就有这些枪了。所以我对枪械很熟悉，有一次我就告诉他，如果他敢对我动手，我就直接杀了他。而且我是认真的。

治疗师：我敢说你会那么做的。

哈　利：我确实会，因为他非常危险。他以前常常突然一下子把我哥哥打到房间的另一头。他也这么打过我，但之后我告诉他，如果他再这么做，我就杀了他，从那以后他就再也没有真正伤害过我。尽管那次把我吓得不轻，但他再也没有伤害过我。而且他过去经常打我妹妹，对我哥哥也很苛刻。而且他还总是答应我事情，然后又反悔。他总是这样。我不能相信他。他还是个非常暴力的人。他过去经常杀动物。

治疗师：这对孩子们来说肯定是很难受的。

哈　利：的确是。我记得有一次，我不记得所有细节了，但我记得有两头猪或者一头猪，不太确定，总之……噢！想起来了，也许这和这个梦有关。我记得有一次我们想把这头猪从一个谷仓赶到另一个谷仓，当时要穿过一道门。你如果了解猪的话就会知道，它们赶路时总想往回窜。所以这头猪一直想转身回到门口，我父亲却抓起一把叉子把它杀了，刺了它好几下。然后他让我哥哥和我把它抬走埋了。我当时一直在想，他能对猪这么做，说不定也能对我这么做。他确实会，因为他当时失去理智了，他的眼神呆滞，眼珠子都快鼓出来了。很明显，他失去控制了。我毫不怀疑，他会像对待那头动物一样，轻易

149

地对一个孩子失去理智。

治疗师：你必须得小心翼翼，是吗？

哈　利：哦，是的。还有一次，他差点把一匹马打死，仅仅差一点。我认为他永远不会停手。

治疗师：他当时喝醉了吗？

哈　利：没有。但我告诉你他做了什么，他吃了很多精神类药物。当时他住院之后又回来了。他吃了氯丙嗪（Thorazine），但我不知道吃了多少。谁知道呢？所以我不知道那会有什么影响。

治疗师：不过，那些药物大多会让他保持克制，不是吗？也许当他停药的时候，他就失控了。

哈　利：我不知道。我一直怀疑这就是他的本性。不管怎样，他是个非常暴力的人。有一回，我们在玩槌球。当时家里有一只可卡幼犬，它非常可爱。我不知道那时候我有多大，可能七岁吧。我们正在玩槌球，不知道为什么，我父亲也加入了游戏，这可挺有意思的，因为这是他为数不多的会玩游戏的时候。虽然他有时候会和我们这些孩子玩棋盘游戏，那会很有趣，但大多数时候他都懒得玩。所以当他开始和我们一起玩槌球的时候，我们感觉很有趣，这像一场真正的家庭活动。那只小可卡犬会跑出去用牙齿咬住槌球，就好像在追逐它一样。这真的很有趣，所有的孩子都在笑，觉得这只小可卡犬很有意思。但当它去追我父亲的球时，我父亲却用槌球棒把它打死了。他当时完全失控了。

治疗师：这很痛苦。

哈　利：而且他眼神呆滞，你知道，看着很可怕。他就是故意打死了那只小狗。就像对待那头猪一样残忍。你永远无法预料他何时会突然失控。

治疗师：这和很多仪式虐待受害者所经历的情况是一样的。

哈　利：难以预料？

治疗师：既反复无常又充满暴力，而且一旦他们对小动物产生感情，那只动物就会在他们面前被杀死。

哈　利：这不是那种情况。这件事没有预谋的成分。

治疗师：不，这更疯狂、更不理智。

哈　利：这简直太疯狂了。真正让我们所有人都抓狂的是，我们这些孩子有时也会谈论这件事，我们深信他会对一个人做出同样的事情，一旦他失去控制。

治疗师：我敢打赌他会的。

哈　利：而且他对我们的母亲也非常粗暴。我记得有一件事，就是每当他在我们身边，每当他和我们一起吃饭，都让人难受极了，我们都讨厌这样。他最喜欢做的事情之一就是把所有的盘子和东西都扔到院子里，仅仅因为这些东西没有完全合他的心意。

治疗师：你是说在晚饭还没吃完的时候吗？

哈　利：哦，是的。就在晚餐进行到一半的时候，他会说这味道不对，或者他会开始尖叫，然后拿起一碗豆子或者别的东西，打开后门，把整碗东西都扔出去。他总是这样做。事实上，我想不起来有哪一顿饭是愉快的，除非有客人在场。因为有其他人在场的时候，他总是能控制自己。事实上，其他人，比如我的表兄弟们，当我告诉他们所发生的那些疯狂的事情时，他们都不相信我，因为他们从未见过。只要有人在，他就能控制自己。就好像他允许自己在家里成为一个彻头彻尾的"恐怖分子"，但在家庭之外或者有别人在场的时候，他从未这样做过。事实上，很多人都很尊敬他。我的意思是，虽然他们知道他一直在精神病院，但总体上他还是很受尊敬的。

治疗师：是他自己去精神病院的，还是你母亲送他去的呢？

哈　利：大多数时候他会自己去，但偶尔我母亲会给他一点压力。因为他会想做一些非常疯狂的事，比如一时兴起就要全家搬到加利福尼亚。

治疗师：你现在能和那块木板联系起来吗？

哈　利：我想这可能和放下一些负担、不再背负着它们有关。我并不会有意识地这么做。我不觉得我背负着童年的很多负担，但我确实背负着。很难不这样。一想到如果我没有反抗他，以后会有多艰难，我就不寒而栗。

152

治疗师：我想知道你哪里来的勇气？

哈　利：那是出于绝望，和勇气没什么关系。

治疗师：但是你哥哥从来没有那样做过，是吗？

哈　利：是的，他没有。我不知道，我觉得那是出于绝望。我认为他会杀了我，真的。他可能会的，非常有可能。

治疗师：他可能会的。

哈　利：或者伤害我。他还企图性侵我妹妹。这是在我母亲去世之后的事了。我妹妹保护了自己。我不知道具体细节，但她基本上就离家出走了。她当天就离开了家，再也没有回来。她去和叔叔阿姨一起生活了。

治疗师：她当时多大了？

哈　利：十一岁。不，不对，她应该比这年龄大一些。十三岁。我不记得了，但根据我所了解的情况来看，她进行了身体上的自我保护，没有让他得逞。然后她当天就离开了。我想她给爷爷奶奶打了电话之后就离家出走了。实际上，我和我哥哥在那之后不久，大概一个星期后也离开了。我们都离开了。和他一起生活非常危险。没有人想和他一起生活。

治疗师：好吧，那可真是一大堆“鸡粪”，太糟糕了。

哈　利：是的，确实。

治疗师：不过，这比鸡粪还糟糕。我觉得“鸡粪”更多是那

些琐碎、微不足道的事情。但当我们想到你所遭受
的严重虐待……

哈　利：是的。有时候我感觉自己遭受了很多虐待，但有时
候又不觉得。

虽然哈利的梦为他理解自身状况提供了所有必要的元素，但
他的积极想象是帮助他从童年的角度理解这个梦的催化剂。在积
极想象的过程中，自我和无意识能够相互作用，从而创造出第三
种功能，即超越功能。于是，在讨论他的梦和积极想象中的象征
时，哈利开始回忆起童年时在他暴力、患有精神疾病的父亲手下
遭受虐待和恐吓的记忆。虽然这些记忆不像某些严重虐待案例中
那样完全被压抑，但它们在意识和无意识层面仍然是哈利的负
担。这个躯体化的梦迫使他重新审视自己的童年经历。有时候，
当人们有童年受虐的经历时，他们可能会成为施虐的成年人。但
另一方面，在很多情况下，结果是相反的：童年的受虐经历造就
了一个能够共情儿童需求的成年人，甚至会促使他成为儿童权益
的倡导者。哈利对孩子们很温和，并且花费了相当多的时间、精
力和金钱去帮助弱势儿童。

就哈利的梦而言，他与童年受虐经历的关联似乎是一个核心
主题。但是，我们可能会问，这个梦以及它所代表的童年受虐记
忆是否已经完全解决了呢？没有人知道。正如我们之前所提到
的，梦往往是多层次的，因此哈利可能会在以后的某个时候，开
始重新思考他梦中出现的一些强有力的象征符号。事实上，这些

梦的一部分象征符号出现在哈利所完成的一张关于他周期性抑郁发作的海报中（见第 9 章）。另一方面，哈利对他童年受虐问题及其影响的叙述似乎为这个梦画上了句号。

第二部分　缓解痛苦和症状

大多数人想到治疗时，通常会联想到对痛苦症状的改善。在大部分心理疗法中，都会存在某种缓解症状的预期，而长程的精神分析疗法可能是一个例外。通过治疗师的帮助，来访者将感受到压抑、焦虑或恐惧的减轻，他们能睡得更好，变得不容易生气，有些还会开始以更多元的方式表达愤怒。在本书的这一部分中，我们将讨论照片艺术治疗的用途，尤其是如何帮助人们应对心理症状或令人痛苦的境遇。

在第 7 章，我们讨论了恐惧以及帮助人们克服恐惧的途径。其中尤为有趣的是，我们在与儿童工作的过程中结合了照片艺术治疗与多拉·卡尔夫的沙盘游戏疗法。

在第 8 章，我们讨论了心灵内部的冲突。除了荣格的理念，我们还引入了米勒和多拉德的经典心理学概念。

第 9 章结合了荣格的理论立场与贝克的认知行为观点，探索了在治疗淡漠与抑郁的过程中如何分析性地使用照片艺术治疗。

第 10 章是一个案例研究，来访者是一名在童年期遭遇过虐待的女性。在本章，我们展示了在前面章节中描述的诸多活动如何融入短程治疗中。

和本书的第一部分一样，在这一部分中，我们依旧提供来访者创作的艺术作品以及他们对自身作品的评价。

第 7 章　对抗恐惧

萨拉（Sara）

萨拉的母亲带着萨拉来到咨询室，她希望治疗师能治好女儿的恐惧与不自信，并且，萨拉总是轻易地接受别人的指责。最近，班里新来的男同学总是欺负萨拉，这给她带来了巨大的精神压力。

萨拉是个七岁的女孩，她很机灵，容易交流。萨拉的父母经营着一段幸福美满的婚姻。妈妈是一名职场女性，她特别关心萨拉的心理发展。萨拉还有个姐姐，这个姐姐很喜欢在姐妹之间制造些竞争。

我（科比特）询问萨拉，她是如何为自己那巨大的恐惧命名的。她的回答是：弗莱迪·克鲁格（Freddy Krueger）[1]。萨拉和妈妈都谈到了她的噩梦，在过去的四年中，相似的噩梦总是出现。噩梦始于萨拉三岁的时候。那一年，萨拉观看了保姆带来的《猛鬼街》录像带，弗莱迪·克鲁格就是这部电影中的恐怖角色。后来，在萨拉的噩梦里，他一直反复出现。

萨拉的妈妈回到接待室之后，我问萨拉是否愿意为我画一画弗莱迪·克鲁格。萨拉拒绝了我的请求，她明确地回答："我不！"

我说："我们把他画成一个傻子吧。来吧，我会帮你的。"

---

1. 电影《猛鬼街》中的恐怖角色。

照片艺术治疗

萨拉和我一起坐在艺术桌前，看我怎么画弗莱迪·克鲁格的线稿。

"现在我们看看，怎么才能把他画成一个傻子吧。"我问道。

"在他头上放一个水桶。"她建议。

"你可以来画这个桶吗？"我问道。

"我不要，"她不太情愿，"你来画。"

我在弗莱迪·克鲁格的头上画了一个桶。没过多久，萨拉也参与进来。她在弗莱迪的脑袋和脸上画了泼上去的水。

"然后画什么呢？"我问道："还有什么能让他看起来更傻的？"

"把花生酱抹在他身上。"萨拉说。

我画了一个花生酱的瓶子，萨拉则在他的脸上和上臂涂上了花生酱的颜色。

萨拉很快就融入了这个让弗莱迪看起来更傻的过程。她在弗莱迪的耳朵上画了紫色的耳环，又在他脸上画了很多痘痘。随后，萨拉用剪刀剪下了弗莱迪的身体，把他的上衣也剪了下来。

"你打算怎么对付这件上衣？"我问道。

"我也不知道。"她回答。

"不如我们把这些东西都放在他的头顶吧？"我试着建议。

萨拉欣然地将上衣粘贴在了弗莱迪的头顶。

随后，她又在剩余的纸张上剪下一块，粘贴在了弗莱迪的衣服上。

"这么做是什么意思呢？"我问道。

"这是他的私人衣物。"萨拉咯咯地笑着说。

"哇！"我惊呼着，"他连内裤都不穿！他真是太傻了。"

在接下来的几周里，每当萨拉开始咨询时，她都会告诉我，她已经整整一周没有做噩梦了。我们再一次拿出了弗莱迪的画像，我问她是否愿意对他进行更多的工作。

萨拉答应了，她说，他已经吓不到她了。

随后，我让萨拉自信地摆出和电影里一样的姿势，把手放在臀部，告诉弗莱迪："离我的梦远一点！"

萨拉用了几分钟才找到她最自信的姿势。但是，当这个姿势一摆出来，她似乎找到了一种能使她充满力量的站姿。萨拉不断喊着："离我的梦远远的吧，弗莱迪！"而且一次比一次兴奋。

我们回到了艺术桌前。萨拉把弗莱迪的画像贴在了海报纸的一边，随后，她裁下了自己的照片，并贴在海报纸的另一边。她用彩笔在照片的两边各画上了蓝色的线条。

"这是围栏，"她说，"这样他就碰不到我啦。"

随后，萨拉又加了一扇大门。"这样我就可以进出啦。"她说。

萨拉又画出了绿色的群山，把弗莱迪围在中间。海报完成以后，萨拉和我都很欣赏这幅"杰作"。它的作者是一位充满力量的小女孩，她更改了自己的形象，并且，在她心里，她已经彻底打倒了可恶的弗莱迪。

对于儿童或成人而言，是什么在制造恐惧？很多时候，单个的创伤事件会随着时间逐渐演变为儿童脑海中的重要记忆，就像萨拉这样。额外的创伤常常会使早年经历的恐惧再度涌动，而这些感受会以不同的形式再度表现出来。

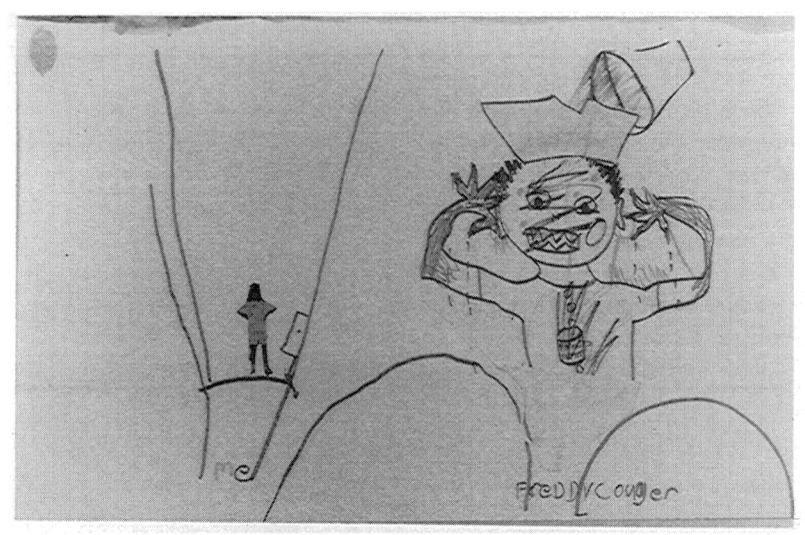

图 7-1　不再恐惧的萨拉和傻乎乎的"弗莱迪"

霍利（Holly）

另一个案例是霍利。几年前，九岁的她不小心把自己锁在了学校的浴室里，她被吓坏了。在她父母离婚以后，这一恐惧在她的生命中持续蔓延着，每当她身处电梯（小型封闭空间）中，或是与母亲分离时，这种恐惧都会再次浮现。霍利的恐惧有部分是基于现实的，比如在晚上的教堂礼拜结束后，当她经过小巷的危险路段时；或是走入漆黑的车内，或是单独出行时。同时她总会担心妈妈是否安全无恙。毕竟，在父母离婚的那一刻，霍利就已经在实质上失去了她的父亲。谁能确定，她一定不会再失去她的母亲呢？

在 1985 年的咨询中，霍利使用照片和绘画处理了一些早年的恐惧。现在，她的父亲从休斯敦搬到了阿拉斯加，霍利能经常见到他。

霍利回到咨询室的原因是，她感到过去的恐惧再次涌现了：与妈妈分离的恐惧、对小型封闭空间的恐惧。她早年与父亲的分离已经演变成了以距离和时间为特征的更大的分离。

在交谈期间，霍利讲述了她过去前往阿拉斯加探望父亲的一段旅程，在那里，她观看了艾迪塔罗德雪橇犬比赛。我们谈到了苏珊·布彻（Susan Butcher），这个女人赢得了比赛，并在比赛过程中展现出了惊人的力量和强大的耐力。

我和霍利讨论着她在照片里的姿势。她告诉我，从那时起，她就决心要成为一名雪橇犬骑手。她对布彻女士有着强烈的认同感，模仿这位技术精湛且耐力顽强的人，就是在模仿力量和强大。这种模仿帮助小时候的霍利养成了崭新的、更无畏的态度。（其实，霍利更希望认同的可能是她的父亲以及他在阿拉斯加的新生活。）通过使用绘画和照片，这些新的感受转化为艺术创作，最终呈现出一个完整的作品。

正如我们刚刚解释的那样，荣格将这个持续的、伴有感受的梦或幻想的过程定义为更进一步的意象活动，即"积极想象"。积极想象是一种方法，在这一过程中，人们可以借助无意识中无形的原型获得有形的产物。借助绘画、陶土、舞蹈、写作、沙盘游戏和其他创造性媒介，无形得以转化为有形。在积极想象的过程中，意象变得自主，获得了自己的生命。个体只需要允许这些意象表达它们自身，不做评判，开启意识与无意识间的活跃联结。霍利的恐惧是从分离和失去父母开始的，在她对雪橇犬赛跑的回忆和幻想中，这一意象活动得以继续，对胜利者和荣誉的感受，以及对力量和无畏的认同得以产生。随后，她将这些意象和来自她自身意象的感受相联结，带着她在阿拉斯加赢得赛跑的那位女性身上获得的关于控制和力量的感受的意象，她成了雪橇犬的骑手。在"梦与积极想象"一章中，我们扩充了荣格的积极想象理论。

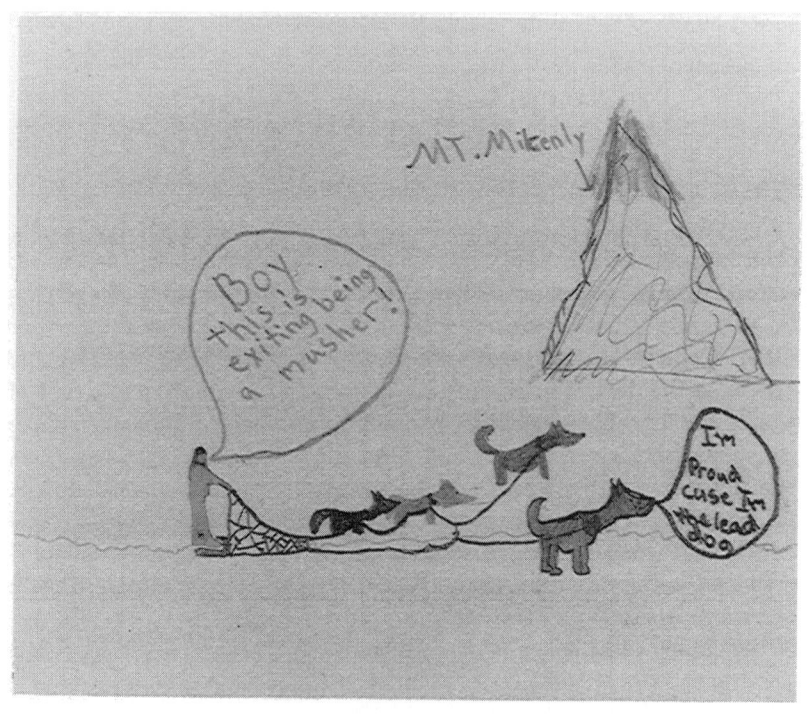

图7-2　霍利坐在雪橇犬拉的雪橇上

如果要协助来访者找到一个与心境或状态对应的来自无意识的象征，弗雷（Frey）会将可在积极想象中工作的多种心境和状态区分开，随后在完全被动和接纳的状态下观察象征的自主发展，观察从无意识中涌现的内容。随后，这一过程将会随着积极想象持续进行，或以绘画、雕刻象征物的方式进一步呈现。

詹妮弗（Jennifer）

十一岁的詹妮弗是一个心中充满恐惧，但是极具天赋且易于相处的女孩。在疼爱她的祖母去世后，她患上了场所恐惧症。她有一系列与恐惧相关的症状，包括对整晚待在朋友的家里感到恐惧，对在外面的餐厅吃饭感到恐惧，她还需要面对种种其他使她无法踏入青春期前期正常生活的恐惧。我们认为，这些感受与她的内疚深有关系。这些内疚源于詹妮弗的一次经历：她奶奶去世的那天，她不在家里，而是在亲戚家度过了一整夜。生者对于逝者的内疚是很常见的，这个孩子觉得，如果她当时待在家里，奶奶就不会死。

在对詹妮弗的咨询中，我们通过照片和绘画来帮助她哀悼她的祖母。詹妮弗通过画出过去与奶奶共度的快乐时光来开始这项工作。那时，她们一起做了不少事情。在其中一幅画里，她画下了圣诞节的场景：在圣诞树旁边，奶奶正坐在椅子上。这些画作跃入记忆的相册，任何时候，她只要想念奶奶了，就可以随时翻看。

我们也邀请詹妮弗带来她奶奶的照片，尤其是两个人的合影。这些照片帮助詹妮弗回忆起更多祖孙俩的温馨时刻，以及两人在多年间已经形成的特殊纽带。

在詹妮弗的咨询过程中，她一点一点地迈出了社会化探索的步伐。最初，我们鼓励她在派对结束后的前半夜住在朋友家。她不愿意整夜留宿在外。在咨询中，我们引导詹妮弗在想象中试着逐渐采取一些需要承担风险的行为。她很顺利地通过心灵的眼睛看见了自己，在她本该感到恐惧的状态下感受到了舒适和开心。渐渐地，詹妮弗发现，她开始能在好朋友家里度过一整夜了，只要她知道她的父母会在恐惧来袭时接她回家，在任何时刻都会接她回家。数月后，詹妮弗不仅对在派对后的一整夜都睡在别人家里有充分的信心，而且也开始能够在外面的餐厅和朋友一起吃饭了。

这些聚焦于已逝之人的记忆复苏的哀伤治疗方法行之有效，对儿童和成人都适用。哀伤是人类最深处的情感之一，在儿童身上却常常是一个被忽视的问题，尤其是在这些孩子的父母自身还没处理完自己的哀伤时。成人常常会不由自主地带来已逝家庭成员的照片，试着以此处理他们的哀伤议题。并且，就像詹妮弗那样，他们的哀伤中常常还夹杂着内疚——一种做得还不够、说得还不够或说得太多的内疚，或者没能预防死亡发生的内疚，以及仍然留在这世上的内疚。

我们使用了系统脱敏技术来帮助詹妮弗在离家的旅途中拥有更舒适的睡眠，这一方法常用于遭受根深蒂固的恐惧的成年人，他们可能害怕过桥、航行或身处高处。在沃尔普（Wolpe, 1958）倡导的行为治疗中，个人的焦虑可以通过使用对抗疗法中的放松技术来减少。在实践中，治疗师会引导来访者想象自己是自信的，让他们渐渐地、分阶段地放松自己，通过心理机制来克服恐惧。

　　在一个晚上，詹妮弗带着一个不好的梦来到咨询室。在梦中，詹妮弗正和妈妈一起逛百货商店。店里的其他顾客突然表现得很兴奋，大家都看向店后的大玻璃窗。有一辆警车停在那里。在那个瞬间，詹妮弗看到了一艘宇宙飞船盘旋在上空。她惊醒了。

　　在她描述梦境后，我们的第一步就是让她把梦画下来。在画作完成之后，詹妮弗同意继续以积极想象的方式与这个梦进行工作，使用塞诺伊人与梦工作的方法（见第 6 章）。她闭上了眼睛，试着身临其境地再现她的梦境。随后，詹妮弗召集了一些盟友，鼓足勇气去观察落在百货商店背后的飞船。她颤抖着，缓慢地靠近这艘宇宙飞船。此时，飞船的门打开了。一只彩色的凯蒂猫跌落到地上，让她又惊又喜。值得一提的是，詹妮弗在现实生活中也很喜欢猫。我问她："这个梦还会吓到你吗？"詹妮弗回答："完全不会了。"她欣喜地创作了更多关于猫咪离开飞船以后的画。

　　要揭示詹妮弗心中复杂的恐惧需要时间和耐心。当詹妮弗能够谈论"外星人"这个曾令她误解的词的时候，她的一个秘密就已经获得了处理。詹妮弗生活在得克萨斯州，在那里，报纸的头条常常被非法的移民占据，这些移民通过边境进入与墨西哥接壤的得克萨斯州。非法的移民就住在社区里。他们从事园丁、家政、木匠的工作，还在餐厅里打工。詹妮弗在现实层面停留在了防御上，在心理层面则仍感到恐惧。在她心里，那些来自"外太空的外星人"就生活在我们当中，为我们工作，为我们端茶倒水。

　　弗莱里尔曾在几年前接诊过一位来访者，那是一位年轻的男士，他讲述了自己在孩童时的一个误会。六岁时，他坐在汽车后座上，一家人行驶在路易斯安那州的高速公路上，那里临近海湾，水面上漂满了水葫芦。他瞥见了这些植物，同时闻到了车里弥漫着一股气味。他一言不发，他的父母却在讨论这种气味，妈妈认为这种气味来自一种叫"氨"的植物（ammonia plant）。这个男孩只记得他的姨妈就是死于肺炎（pneumonia），但他分不清氨和肺炎这两个词。他进一步推测，他妈妈提到的这种植物就是在海湾上漂浮着的植物。小男孩愈发肯定，这种遍布海湾的"肺炎植物"（pneumonia plant）正在释放能够杀死他的气味。他试图在整趟旅途中屏住呼吸，并断断续续坚持了大约 20 千米的路程。在接下来的几年里，他也一直坚信这种"肺炎植物"会通过气味杀死他。

孩子们常常会产生一些不现实的恐惧，这些恐惧往往与某些误解有关，治疗师必须留心这种误解发生的可能性。孩子们可能会勉为其难地向父母提及这些误解，但在安静的时候，迷茫的情绪或噩梦可能会使他们再次体验到恐惧的感受。

照片艺术治疗所能应对或探索的不只是恐惧，还有其他感受，诸如内疚、寂寞、愤怒和抑郁等。来访者摆出一个能够展现情绪或感受的身体姿势。这样的艺术作品整合了照片，并说明了心境，往往能带出对旧有议题的新洞见或解决之道。第二步则是要识别相互矛盾的感受（例如快乐或积极，而非抑郁），并摆出姿势代表那种感受，幻想它正在被表达，这对缓解令人痛苦的情绪有很大的帮助。

我们最后一张图讲的是一位儿童如何处理由焦虑和精神分裂症可能引起的抑郁。对杰里米（Jeremy）而言，难过的感受已经压倒了他。他的老师注意到，他从不和其他孩子一起玩，总是独自坐着，沉思着什么。当他的爸爸把他带到咨询室，还没聊一会儿，他的恐惧和不情愿就流露出，因为在不久后的暑假，他就要回到妈妈那里了。当临近暑假时，他的两个姐姐也加入了治疗，她们的恐惧愈发强烈。

事实证明，暑假旅行带来的焦虑比想象中还要严重。三个孩子都很害怕妈妈和继父，他们在秋天又回到了咨询室。最终，他们的父亲闹上了法庭，才成功地中断了他们和妈妈的来往。

杰里米的部分艺术作品带有精神病的迹象。他的许多意象都是偏向某一边的，其他的则是不固定的。

杰里米诉说着他在脑袋里听到的声音。一个声音告诉他，要从爸爸的钱包里偷钱；另一个声音告诉他，千万不要这么做。在他的画作中，一张脸被撕成了两半。一半在说："别听那个坏边边的"，另一半则在说："别听那个好边边的。"这样的幻听和艺术作品常常是精神分裂症的前兆。

杰里米最喜欢的艺术治疗媒介是沙盘游戏。他的沙盘中有许多士兵、恐龙和超级英雄在战斗。在一次咨询中，我问他是否愿意进入沙盘，进入他在沙盘中的场景。他欣然应允。杰里米摆好姿势拍了一张照片，贴在海报纸上，随后进行了一些修剪。之后，我们将海报纸上的一块地方留给他的角色。当杰里米进行沙盘游戏的时候，他把象征着好的沙具放在了沙盘的一边，把象征着不好的沙具放在了另一边。他自己则身处于巨大黑色怪物影子的保护下。杰里米一直都是一个积极的沙盘游戏创作者，在他的游戏中，冲突的两个对立面之间发生了战斗。在交战并取得沙盘中的战斗的胜利之后，杰里米看起来变得更平静，更自信了。他在治疗过程中的下一个任务是使用拍立得记录他的沙盘，这给了他一个可以带回家存起来的副本。

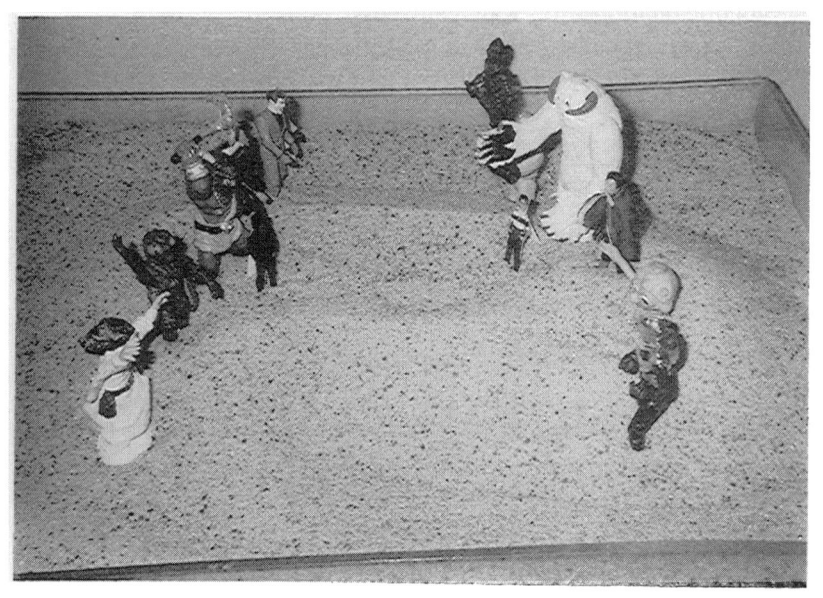

图7-3 杰里米沙盘游戏中的对立面——"好的"和"不好的"

杰里米以他直觉的方式，试图将分裂的两边在心灵中统一起来。它处于神圣空间（temenos）[1]，或保护的容器中，杰里米能够

---

1. 译者注：忒墨诺斯（temenos），荣格描绘的一个概念，中文一般译为神圣空间，指咨询中使人感到自在、适宜个人表达无意识内容以及适宜个人与阿尼玛相处的一种空间。

在其中找到安全与自由，以象征的形式探索和克服他最大的恐惧。在接下来的几周里，杰里米的内在声音停止了，并且他艺术作品中这些本来有所倾向的意象也获得了转化。几周后，杰里米的爸爸告诉我，杰里米现在在学校过得很充实，对体育活动也乐此不疲。

杰里米使用的沙盘游戏是瑞士的荣格学派咨询师多拉·卡尔夫（Dora Kalff）发展出来的一门技术（Kalff, 1980）。沙盘用塑料或木头制成，国际通用标准尺寸为内侧 57 厘米 ×72 厘米 ×7 厘米，当中填满了消过毒的沙子。沙盘游戏创作者可以在沙盘中使用微缩模型、小型人物、象征物、玩具等。儿童或成人都可以在沙盘中创造景象。在卡尔夫的理论中，这反映了心灵的内容。卡尔夫（1980）写道，她将自性（或孩子心灵的中心）还给孩子，"凝聚和显现它自身，这在咨询中是具备可能性的"。她试图通过移情来保护孩子的自性，并使自我与自性的关系趋于稳定。"这可能发生在心理咨询的咨访关系之中，"卡尔夫继续写道，"因为它类似于心灵中的一种符合天性的倾向，当创造了自由与保护的空间，来访者自身就可以凝聚。"

在沙盘游戏的景象中加入通过照片记录的自我意象是最近才开始的新尝试（Fryrear & Corbit）。通过这种个人设立的象征物，来访者可以带着自己个人的意象进入沙盘，并和其他象征物进行交流。将孩子个人的象征投入沙盘游戏的行为，似乎带给沙盘景象一种现实感，并允许孩子有个性地直面自身的恐惧以及解决其他冲突性议题。

第8章　转化心灵的内在冲突

冲突不仅存在于人与人之间，也存在于个人的内心。人与人之间的冲突会引发口角、斗殴、内疚、羞愧、愤怒、报复，以及许多其他的感受、行动或境遇。就像有两个人存在于同一个身体里，他们争吵、互殴，努力让对方感到愤怒、内疚、羞愧或其他要迫使对方做些什么的感受，他们还试图操纵、哄骗、提防或揭露对方。在这一章中，我们将要阐述的是个人内在的冲突，而非人与人之间的冲突。我们参考荣格的著述，先描述冲突的类型，列举几个例子，随后阐明，照片艺术治疗何以帮助人们转化冲突。

在荣格的人格理论中，冲突的发生被认为是常规的，而非偶然的。在引言部分，我们已经提到，荣格阐述过一些关于对立面张力的概念。在心灵中，意识与无意识元素之间存在张力，双方互有补偿。而另一种冲突或张力关系，则源于内倾与外倾两种态度之间的互相妥协。内倾的态度指向内心，关注自己的想法、情绪与记忆。而外倾的态度则指向外部环境，尤其是他人。这两种态度共处于一种时密时疏且持续紧张的关系中。这一对张力关系是必然会出现的，事实上，这正是心灵能量的来源。当它不是个体最合意的适应生活的方式时，它就会成为许多精神病理症状的根源。

对立面张力鼓动个体行越生命之梯，通往自性化。不幸的是，其中还存在许多过失，它们能够阻挡一个人抵达真正的自性。荣格曾将这些过失称为试图解放自性的反向尝试。简单来说，在这些反向尝试的类型里，存在这样几种可能性：一个人变得过于循规蹈矩，拒绝看见更多的可能性；一个人可能会采取极端的意识态度，却排斥更平衡的人格属性；一个人可能突然采取与之前截然相反的态度，就像众所周知的中年危机；一个人突然背离以前的生活，并朝着一个全新的、相反的方向前进；一个人可能年复一年地忍受冲突和焦虑，人生就像被卡住了一样。

个人可以采用积极的方式来回避这些过失。荣格将这样的积极尝试称为自性化。"在我们上一章讨论的那些可供选择的阶段之上，还存在一个终点，一个可能的目标（消极地尝试以解放自性），那就是自性化的道路。自性化意味着成为一个个体，意味着成为浑然一体的存在，它也意味着，在'自性'的范围内包含了内心最深、最近、最无法比拟的独特性，意味着一个人成为他自己。因此，我们可以将自性化理解为'走向自我空间'或'自我实现'"（*Collected Works, Vol. 7*）。我们将在这章的后续部分再次回到关于自性化的讨论。

"冲突"这一概念在心理学和文学上都有悠久的传统，而不仅出现在荣格的著作中。在当代，多拉德和米勒（Dollard & Miler, 1950）对冲突进行分类的尝试，已经成为心理学中的一个标准分类系统。在多拉德和米勒的模型中，冲突有三个主要类型，这三个类型又各有几种子类。这三个类型分别是双趋冲突、双避冲突和趋避冲突。当个人在两条道路上被同时推着走，而且两条路的终点都放着值得拥有的成果时，双趋冲突就发生了。举一个简单的例子，就是你要如何在巧克力冰激凌和香草冰激凌之间做出选择。再举一个复杂的例子，就是你要在两个人中选择一个结婚，而你对两个人爱得一样深。双趋冲突一般不会招致极端的焦虑或其他的失落情绪，因为无论你做出什么样的决定，你都不会一无所获。你总还是能吃到一个冰激凌，也还是会和一个你爱的人步入婚姻。

当个人面临两种不愿意得到的结果，且没法把两个结果都回避掉的时候，双避冲突就发生了。无论这个人做出什么样的决定，总会有一个结果。举例而言，你可以选择继续忍受牙痛，或者去找牙医求助。但无论选择哪一个，你都会经历痛苦。许多处在越战期间的年轻人都面临过这样的选择：是应征入伍、直面战争，还是逃离美国、移民加拿大。任何一个选择都将导致长途跋涉和不愿看到的后果。毋庸置疑，双避冲突会导致艰难和悲痛，而且还可能产生抑郁。

趋避冲突最容易导致焦虑，这是在心理咨询中有时会遇到的个案情况。在趋避冲突中，个人对一个结果既渴望又恐惧。例如，你想结婚，但同时又不想结婚；你想换工作，但又怕找不到更好的工作；你想搬出去自己住，但又害怕过上另一种截然不同的生活。或许，最基础的趋避冲突就是冒了风险却一无所获。什么风险也不冒，就什么也得不到——但也什么都不会失去。许多咨询师都撰写了关于安全与冒险的文章。比如沙利文（Sullivan，

1953）曾描述过安全操作，这些活动有些是病态的或自我挫败的，我们的参与是为了避免在人际关系中遭遇任何风险。

在我们此处使用的关于冲突的术语当中，"安全与冒险"实际上是一种多重趋避冲突。保持安全会产生或好或坏的结果。试着冒险也会产生或好或坏的结果。想想那些在婚姻中饱受虐待的妻子们，她们悲惨的共同经历就是如此。她可以继续留在婚姻里，这样她仍然能拥有经济保障，但是时不时就要挨打。她也可以选择离开，从此不再挨打，但也可能将要面临经济上的困难、需要依靠食物救助存活。当然，实际发生的后果远比这些简单的例子要复杂和微妙得多。事实上，大部分的冲突都是多元的，它们的结果紧密交织、相互影响，有些是可知的，有些则是未知的。

当一个人正处于冲突之中时，他会摇摆不定，矛盾不已。以趋避冲突为例，鲍勃（Bob）正在考虑是否邀请他的同事珍妮（Jenny）在下周六陪他参加公司的野餐。他在脑海中预演了所有可能因他的行动而导致的各种不同的结果：珍妮将会接受他的邀请，他们会相爱、结婚、生四个孩子、离婚、变成仇人，然后以痛苦告终；当他出现在办公室时，她会大声嘲笑他，变着法子讽刺他的外表；她将会接受他的邀请，然后却放他鸽子；他将会结结巴巴地询问她的意愿，看起来像个傻子一样；他发出邀请，而她接受了邀请，他们将共度一段美好时光。他只能想象这一切的发生，而这些可能性跳跃个不停。许多灾难性想象并不会成为现实，但他未必明白。

　　由于内心的矛盾，鲍勃始终没有做出决定。随着周六的临近，他内心的冲突愈演愈烈，他越来越焦虑。最终，他试图以某种方式逃避这场冲突。他的内心仍然在纠结：珍妮或许会约他出去；或许会决定接受乔治的邀请。鲍勃还在试着理清思绪的时候，周六或许已经过去了。在这个例子中，决策是有时间限制的，冲突并不会持续太久。然而，还存在许多没有时间限制的情况，一个人或许会在好几天、好几周甚至好几个月的时间里都保持焦虑状态。通常，我们作为治疗师的任务是帮助来访者找到并处理那些已经困扰了他们数月甚至数年的长期存在且极度痛苦的冲突。

　　为何不经历巨大的痛苦，人们就不能处理他们内心的冲突？首先，他们可能无法清晰地看见冲突。冲突的一方，甚至双方都可能处于无意识状态。他们无法觉察到问题的每一个面向，不能做出恰当的决定，因为有一些事实是他们尚未获知的。其次，他们或许高估了某一结果发生的可能性。鲍勃并没有简单地将第一次约会当成互相了解的机会，他实在是想得太远了，结婚、离婚、生小孩……天知道还有哪些，都太早地出现在他的脑海里。再者，人们常常会把事情先安排好，以便获得一定的保障。鲍勃确信，珍妮将会拒绝他的求爱，所以他把她叫出去，不是野餐，而是去他家过夜。因为对他的了解太少，所以她会感到困惑，而鲍勃就沉浸于自己先前判断的正确性之中。这就为之后的拒绝和不恰当的提议埋下了伏笔。因为他太渴望与异性接触，他的内心冲突愈演愈烈，还将持续引起他严重的焦虑。

人们还会使冲突延续，这样一来，无论结果是什么样，他们都不用去经历。内倾与外倾这一对立的紧张关系可能会参与进来。内倾的态度倾向于内省与沉思。外倾的态度则促进行动。带着焦虑生活总比在行动中生活要安全得多。对于与珍妮的关系，鲍勃会在一生中都感到极度挣扎，他将不停地幻想，即使他从未向珍妮吐露过心意。幻想是安全的，但并不能令人心满意足。

照片艺术治疗如何对人产生帮助？它通过以下方式帮助来访者：提供多角度审视冲突的途径；将疗愈成果转化为可触达的具体形式；促成无意识层面的解决方案浮现；帮助来访者觉察自身如何陷入自我挫败的行为模式；在安全的治疗环境中，促使（或至少引导）来访者通过隐喻方式实现冲突的化解。

冲突活动

与我们描述过的大多数活动一样，这个活动也是从讨论开始的。在这个例子中，讨论的主题是冲突，正如上文所描述的那样。当来访者明白，冲突是自然而然且不可避免的，并且所有人内心都经历着冲突，他们就会变得安心。虽然如此，如果长期不去解决，而是任由冲突维持，这将消耗大量的能量，这些能量本来可以用在更有效益和更令人兴奋的事情上。我们要引导来访者去琢磨的是长期存在的、劳心伤神的冲突，而不是那些平淡无奇或无关紧要的暂时性冲突。

通过对冲突的讨论和思考，来访者将会选择一个特定的冲突，并用照片和美术作品来展现它。在这一过程中，我们应当引导来访者将注意力放在如何描述冲突上，而不是如何解决冲突上。很多人都太在意解决方法，他们希望立竿见影。治疗师的一个任务就是帮助来访者学会在这个过程中慢下来。来访者被引导着为拍摄摆好姿势，这个姿势需要能够同时代表冲突双方，由治疗师或小组成员进行拍摄。

使用照片、其他艺术媒介和海报纸，来访者在海报制作的过程中尽可能清晰地描述冲突。在艺术创作的过程中避免使用胶水是非常明智的，因为来访者可能会想要移动海报上的各个部分。

过程

以海报为指引，我们引导来访者再现那个描绘双方冲突的拍照姿势。来访者要为每一个姿势起名，这个名称只能以一个词的形式出现。在保持身体姿势的同时，来访者需要多次喊出这个名称，在两个姿势和对应名字之间来回切换。我们鼓励来访者着重关注随着两个身体姿势的保持与切换而带来的身体感受。一种常见的体验是，当一个人的身体姿势展现出他过去经历过的类似姿势或冲突时，童年的记忆就会突然涌现。治疗师也可以通过镜映来访者的动作来体会移情。如果是在团体咨询中，所有成员都可以与来访者一起改变动作，以示共情与支持。

来访者在两个姿势之间切换。随后，我们会指示来访者非常轻微地往相对的方向调整每一个姿势。再一次，仍然是朝着相对的方向轻微地调整姿势。当我们开始感到姿势与原来的有些不同了，来访者就可以思索新的名称，并大声地说出来。这种练习的目的是接近某种中间地带，在那里，冲突的两极看起来不再是势同水火的对立面，而是转化为能够互相忍受、共同超越甚至是彼此欣赏的一种对立面紧张关系。最终，来访者将会回到使他们感到舒适，或至少是能够忍受的状态。随后，来访者为第三张照片摆出可以代表中间地带的姿势。有些时候，在几次卓有成效的咨询中，中间地带也并不意味着中立，而是代表了一种新的地带，一种崭新的、能够转化冲突的视角。

来访者将新拍摄的第三张照片贴到海报纸上，同时也思考如何通过调整海报来处理隐喻的冲突。形状是可以修剪的。颜色是可以增加的。不同部分之间的关系是可以通过重新排列改变的。在来访者和治疗师彻底处理这些片段，并且来访者也感到满意之后，所有东西都可以用胶水粘上去。

哈利

哈利是一位四十六岁的男性，他参与了一个包含冲突解决活动的照片艺术治疗项目。大部分活动都是两个人一起完成的，哈利和他的同伴要互相帮助。哈利在另一些活动中的作品可以在第 3 章、第 6 章和第 9 章中看到。在完成冲突解决活动期间，他创作了如图 8-1 所示的海报。

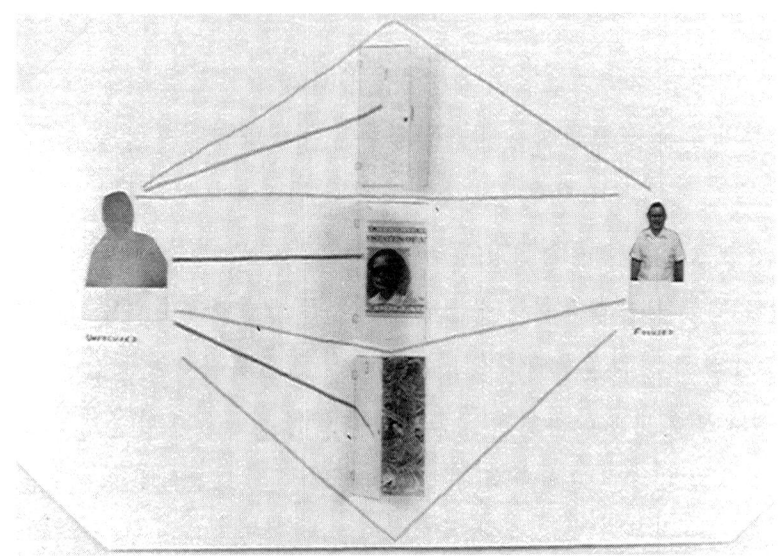

图 8-1　哈利的冲突与三扇门：爱情、名利与冒险

以下是哈利对这个任务的评论：

　　我的同伴和我讨论了许多不同的冲突，都是我们各自经历过的，我们试着聚焦于其中某件麻烦的事或关于我们本性的事。许多冲突在我脑海中涌现，我放弃了那些过于私人的冲突，因为把它们分享给同伴对我来说有些为难，我还放弃了一些看起来很难在短时间内弄明白的事。对冲突进行思考并不是什么难事。显然，我经历过许多冲突。比较困难的部分在于选择哪一个。

　　最后，我决定尝试去更好地理解一个我长期存在的习惯，我喜欢浅尝辄止地尝试许多事情，而不是在一段时间内只专心于一件事。一方面，我听说过这样的普遍建议，就是要专注于一项任务直到结束，之后再开启下一项。另一方面，总有几件事会同时进行，这也是需要注意的。

我觉得我夸大了后者，而贬低了前者。我常常希望我可以变得更加专注，能够全心全意地着眼于手边的任务，而不是同时还想着其他正在发生的事。有时候，我感到自己就像那个用杆子平衡盘子的马戏团演员，在盘子和杆子越来越多的情况下，我仍然需要保持好二者的平衡。

为了展示冲突的两面，我让我的同伴帮我拍摄了一张对焦的照片（集中注意力的一面）和一张失焦的照片（无法集中注意力的一面）。我们使用的拍立得相机无法拍摄失焦的照片，于是我们在镜头前蒙上一张纸巾，这样照片看起来就是失焦的。在拍摄两张照片的过程中，我没有改变我的姿势，因为在我的感受中，无论我是否专注，我都是同一个人。如果再来一次的话，我或许就会展示我的平衡能力，在一边放上好几个盘子，而另一边只放一个盘子。

在照片冲洗出来之后，我把它们放在了海报纸上对立的两边，还没有想到能拿它们做什么。我的同伴和我讨论了这两个姿势，我试着站立，感受注意力的集中与不集中。我想起了从前一些没能集中注意力的情况，并分享给我的同伴。比如，有时候我会同时阅读三四本小说。可能一本在卧室，一本在书房，还有些在我办公室的桌子上。在工作的时候，我常常放弃一个项目而转向另一个，随后再回到第一个。我的桌子看起来也是如此。有时候，我会羡慕那些桌面整洁的人。不，我也不羡慕。看吧，我现在正处于关于它的冲突之中。

在我们讨论这个冲突的时候，我突然想起一个有三扇门的电视节目。我觉得那是《价格竞猜》(*The Price is Right*)。选手们必须从三扇神奇的门中选择一扇，门后藏着奖品。在我看来，我的"专注–不专注"冲突不知何故与这些神秘的奖品联系在一起，所以我在海报的中间画上了这三扇门，把它们剪开，使我能够像开门一样打开它们。就像电视节目里那样，我给它们分别贴上了"1""2""3"的标签。

接下来，我应该弄明白门后是什么，以及为什么它们在海报上如此重要。我思考了一阵，也和同伴进行了讨论，产生了一些想法。在 1 号门后面的是浪漫与爱。门半掩着，你没法完全看到背后是什么，但是我画了一张红色的情人节贺卡，把它贴在门后，以代表爱与浪漫。2 号门后面是名誉与财富。我贴上了一张美元钞票，并用我的照片取代了华盛顿的照片。3 号门后面是冒险。对于这一扇门，我用了一张有着茂密植被的照片，就像热带丛林一样，把它贴了上去。

我觉得我有些担心，如果我变得过于专注，我一定会错过某些东西。我或许会错过爱、名誉、财富或冒险精神。如果我保持不专注，那么，所有可能性对我而言都是开放的。另一方面，如果我太不专注，我就永远得不到一个真正令我满意的、充满爱的、赚得到钱的或变得有名的生活。

不专注可能是一种冒险，但它也可能是危险的，可能会使我迷失方向。

在我第一次把这两张照片放到海报纸上的时候，我有一个幻想，我觉得我会处理好这个冲突，并成为一个能够高度集中注意力的人。而真实发生的又很不一样了。当我谈论这些照片、画出这些门时，我感到我越来越适应处于中间地带的状态，冲突则逐渐变得不那么重要了。我渐渐发现，我喜欢对新的可能性保持开放，喜欢保持不专注。同时，我的同伴提醒我，我已经全神贯注了。在我想到这一点的时候，我发现在我的生命中曾有过许多长时间集中做一件事的时刻。换句话说，我没有必要成为某一个人或另一个人，我可以同时成为他们。这实际上是一个日程安排问题。在必要的情况下，我可以在我完全专注的时候安排日程。为了提醒自己，我把海报挂在办公室的墙上，就在我那张乱七八糟的桌子旁边。

哈利的艺术作品以及由此发生的对话和处理方法，非常清晰地佐证了荣格的说法，"观点和情感的来回转换代表了对立面的超越功能。两个立场之间的对抗引发一种充满能量的张力关系，并创造了一种有生命的第三者——不是什么符合原则逻辑的死婴，而是从对立面之间的悬浮中生发出来的，一种蕴含生命力的诞生，它引向一种新的存在水平，一种新的处境。超越功能表现为一种将对立面相连的性质"（*Collected Works, Vol. 8*）。

第 9 章　处理淡漠和抑郁

　　在开启本章的讨论之前，我们应该先提醒大家：在临床上，重度抑郁是一种极其危险的状态。据统计，大约有 15% 的重度抑郁患者曾尝试过自杀。由于抑郁症带来的影响如此严重，我们不能忽视任何一种能够高效持久地帮助他们的治疗方法。有两种传统方式能对抑郁症起到实实在在的效果，也就是两种抗抑郁药物——单胺氧化酶抑制剂（monoamine oxidase inhibitors）和三环亚胺二苄衍生物（tricyclic iminodibenzine derivatives）。任何一位以艺术疗法或其他非药物疗法工作的咨询师，如果他忽视了药物在抑郁症治疗过程中的有效性，不认为它们在许多情况下能起到决定性的作用，那么他就是失职的。我们应以开放性的态度面对来访者可参考的诸多选项，也包括精神科医生可能会开具的药方。

　　奥伦·贝克（Aaron Beck）建立了另一个针对抑郁症的治疗体系，他开创了认知行为疗法，而这一疗法被认为是相当可靠的（Beck, 1967, 1976; Beck, Rush, Shaw, and Emery, 1979）。认知行为疗法在治疗理念上与荣格的观点有所不同。其中的一个重要差别在于，认知行为疗法并不承认无意识过程是症状的核心。认知行为视角关注的是意识的"自我叙说"。他们认为，来访者抑郁状态的延长和加剧就是通过它来进行的。在本章的后半部分，我们还会继续讨论这个主题。

在双相情感障碍（bipolar disorder）的治疗过程中，考虑药物治疗尤为重要。在所有能够缓解严重情绪波动的治疗方法中，锂（Lithium）对于双相情感障碍患者的治疗卓有成效。越来越多的证据表明，双相情感障碍具有很强的遗传性，而这极有可能是某类生化异常导致的。

带着这些信息，我们就可以继续讨论照片艺术治疗在情绪障碍干预过程中的意义。作为对这些已有充分证据支持的治疗技术的一种辅助技术，或者，作为治疗轻型情绪障碍的一种主要技术，照片艺术治疗确实是有益的。对于情感淡漠、优柔寡断、伴有"厌倦感"的拖延、慢性低落状态等症状来说，照片艺术治疗都是一种可供选择的治疗技术。

荣格划分了真正的忧郁症（genuine melancholia）和心因性抑郁症（psychogenic depression）。在忧郁症的案例中，一个人会产生绝望、死亡或濒临死亡的幻想，体会到伴随抑郁而来的绝望与消极感受。然而，心因性抑郁症的情况却不同。患者会因幻想而抑郁。这些幻想交替而来，其实是自性正在试图向自我传达信息：自性化已经受阻了。心因性抑郁症是一种可以采用分析性方式治疗的抑郁症。分析的意义在于帮助来访者认清关于"我是什么"的幻想，从而促成从无意识通往意识自我的内在联系。因此，分析师努力帮助来访者与这一情绪"相处"，并形成某种理解。治疗师会建议来访者沉浸在抑郁的幻想和意象中，从而更好地理解它们。最终，来访者将会更明了其意义，自性也将得以继续发展。

许多来访者会对抑郁的力量感到恐惧，这是可以理解的。这些情绪会使他们逃避生活，变得冷漠、僵化，有时甚至产生自我毁灭的冲动。荣格常常将他的积极想象技术（见第 6 章）运用于抑郁症的治疗、研究，这种方法对状态性抑郁（situational depression）最管用，不过，只有经验丰富的治疗师才能运用得当。状态性抑郁或环境性抑郁的正式诊断类别是"伴有抑郁情绪的适应障碍"或"混合情绪特征的适应障碍"（American Psychiatric Association, 1987）。

在自发或人为诱发的积极想象技术中，可以以一种不好的情绪作为开端，随后，容许其所幻想的意象涌现，或观看能够表达其情绪的意象。来访者将注意力集中于将会发生变化、变得生动的意象。荣格建议人们注意这样的变化，因为它们反映了无意识的心灵过程。"这样一来，意识就与无意识结合了，就像有一条瀑布，把上下河流联系在一起（Collected Works, Vol. 14）。"

科比特曾接诊过一位来访者，那是个饱受周期性抑郁折磨的男人。抑郁症反复发作，使他在人际关系和内心中都经受着剧烈的痛苦。借助积极想象，治疗师引导他将注意力放在能表达抑郁情绪的意象上，随后让他沉浸于意象之中。他说，他看见自己坠入了深井。在意象中，他一直在往井里下坠，直到发觉自己被某些物质构成的障碍阻挡了。在那里，似乎横亘着一道不可逾越的屏障。他动用了所有能够利用的资源来推开屏障，随后发现，自己正看着一个车库。经由治疗师的引导，他想象自己环顾车库四周。他亲眼看见，两个小男孩把刚出生不久的小猫丢进了烘干机。小猫已经死透了。他最后发觉，这两个男孩正是三岁时的自己和朋友。他们当时都在朋友家的车库里。随着故事的讲述，这个年轻的男人不由得潸然泪下。

来访者告诉我，他的父母从未提起此事，他一度失去了有关的记忆。直到他十五六岁的时候，这段记忆才复苏，而他的抑郁症也开始发作。

在治疗结束三年后的随访中，来访者叙述了这段记忆复苏之后的抑郁症发作情况。从那以后，他的抑郁症不再那样频繁发作，发作情况也不再那样严重了。他说："在羞愧与我自己之间，更多空间被留出来了。"对这位来访者而言，抵达抑郁症深处、发现根源，都在现实层面帮助他处理了这个根植于羞愧的事件。

和我们早先提到的年轻男性的案例类似，被遗忘、被压抑的童年乱伦经历都有可能成为诱因，引发根植于羞愧的长期抑郁症。在其他抑郁症案例中，病症的诱因往往是单一事件、一系列事件或来访者"了无生趣"的生活状态。家庭成员的去世或病重也是抑郁症的一种诱因，其所导致的症状可持续数月至数年之久。其他可能的诱因还包括成人的失业或青少年儿童的"见诸行动[1]"（acting out）。

喜爱艺术的来访者和学生们告诉我，他们常常在创作过程中体会到时而高涨、时而低落的情绪。在创造力的蛰伏期或孕育期，艺术家常常会进入抑郁状态；在创作期间，他们往往感到兴

---

1. 译者注：指精神分析理论中的一种防御机制。

奋不已。

近期又有一个抑郁症的原因被证实：季节性光照剥夺（季节性情感障碍）。在冬季，许多人由于见不到阳光而感到绝望与淡漠，抑郁症也随之而来。

对于来访者而言，抑郁状态会年复一年地在同一时间出现。当他们阐述这种"周期性"状态时，我们会问："在过去几年的这个时间，在你身上发生了什么？"得到的回答常常令人吃惊，比如："唉，我妈妈就是在五年前的这个时候去世的"，或者"我就是在那年七月流产的，从那以后，每年的七月我都会抑郁"。一位退伍军人告诉我们，他在每年三月中旬都会遭受非常严重的周期性抑郁症。当我们问他"在过去的三月中旬你遭遇了什么"的时候，他立刻回答："唉，那正是对越南发起春节攻势的时候。我的很多朋友都死在了战场上。"

在几年前的一个三月，一位饱受周期性抑郁症困扰的来访者用一个周末的时间画下了一幅令人讶异的黑人画像。这幅画和她先前完成的任何作品都不一样，栩栩如生，细节丰富。然而，她平日里的画风都很抽象。这幅画的背景是血红色的。这位女画家告诉我们，那些年，她患上了极其严重的抑郁症，那些感受迫使她挥舞画笔。当我们问她，在过去那些年的这个时候有没有发生过什么事情时，她答道："唉，我想我还没有跟你说过，我被强奸过，就在八年前的三月。"她不经意间画下了强奸犯的肖像。被强奸的羞耻感使她早早尘封了关于这次事件的记忆。过去了这么久，经由绘画，无意识的内容终于冲进了意识。这自发的积极想象过程帮助了她，使她能够开始处理自己的问题，周期性抑郁症也得以消散。

另一位女性在四十五岁时遭遇了抑郁症，深刻体会到"了无生趣"的感受，她用黏土表达抑郁情绪。她花了几小时的时间，将自己的心境融入黏土中。她雕塑的是一位女性，雕像头颅低垂，似乎深陷绝望。在这个过程中，她整个人都被吸引住了，这场创作几乎完全占据了她的身心。作品完成以后，一首诗不断地盘旋在她的脑海里，挥之不去。

绝望

绝望，我再也不能，否认你的存在。

这些年，我推开所有关于你的思想，

我拒收你的来信，

与你相隔，快乐并不真切。

而你成长了，绝望。

你摇晃我的身体；

你撕扯我的胃；

你流经我的肠道，瓮声作响，渴求被感受。

我能感受到，绝望，你深入骨髓，

等待我知晓你，

在梦里呼唤我，

引诱着，引诱我和你联结在一起。

绝望，最后还是你赢了。

我接受，我们就这样结合。

麻木不再，在你所有黑暗的壮丽中，我来体会你。

绝望，我与你同在。

这位诗人在经历了与丈夫和孩子相伴的一生后，以诗的形式讨论了生命中的无意义感。她曾试着在朋友圈和家庭中保持积极向上的态度，而拒绝关注时时烦扰着她的抑郁感受。在创作陶土作品的过程中，她说："这就好像……好像我触摸到了世界的绝望，它们全都凝结于这块陶土之上。我获得了联结。我是绝望的。就这样，这块陶土就出现了。"在我们继续使用陶土和积极想象进行治疗的过程中，这位诗人又雕刻了另一个女人。雕像的头颅低垂，看起来郁郁寡欢。诗的灵感再一次闯入她的脑海。

奋斗

来自黏土之地底

她来了，

正如她永远都知道的

她将会诞生，

最初，她的面庞浮现，

是已成形。

她毫无疑问

为释放而哭泣

没多久，我拿起黏土

从她的身体，

唯恐生命之易碎。

协调一致，我们俩：

她，渴望着诞生，

而我，刚好是个顺从的助产者。

随后，我抚平她的身躯，

运用我的双手

刻画她的脊柱，

触摸她的臀部。

随后，我们叹息

如爱人爱过；

甚好。

此时，她能够在一定程度上认可自己作品的积极意义。抑郁症状开始消失，她对自己的生命有了更全面的理解。她说，对艺术出路的发现，帮助她以一种更富有创造性且更少自我毁灭倾向的形式表达自己的感受和情绪。通过表达性艺术与梦开展工作，或像上述案例中那样处理抑郁情绪，这都属于积极想象技术，在荣格的著述中有更丰富的阐述（*Collected Works, Vol. 8*）：

仅通过阐明梦境内容的概念背景还不足以应对所有情况。通常，通过给予一种可见的形式来澄清尚不明确的内容是有必要的。我们可以通过绘画、涂色或塑形来完成这一过程。很多时候，双手更明白如何解决谜团，而智力则徒劳无用。通过赋予形式，一个人可以在清醒状态下继续这个梦，并感受到更多的细节，本来不可思议的、孤立的事件就能被整合进整个人格领域之中，尽管对主体而言，它大体上仍然处于无意识之中。

一旦无意识内容被赋予了形式，并且形式的意义也获得了理解，问题就出现了——自我要如何找到自己的位置，而自我和无意识要如何达成协议。这就是第二步，也是最重要的一步，将对立的两种事物结合在一起，以产生第三步，那就是超越功能。在这一阶段，无意识不再占据主导，一切都将交由自我。

卡罗琳·费伊（Carolyn Fay）是休斯敦荣格教育中心的一位舞动治疗师，她采用另一种荣格学派的视角，使用积极想象和舞动来处理各种各样的心境和情绪状态。她用音乐来引导学生的情绪，也引导学生通过身体表达感受。学生们的积极想象在动作中自发地持续，随后在舞动团体里再次得到处理。

现在，我们再回到抑郁症的认知行为疗法。这一方法由贝克和他的同事发展而来。简要地说，它同时包含认知策略和行为策略。治疗的认知部分能够被简单地拆分为四个阶段。第一阶段的目标是帮助来访者识别自动化思维中自我挫败和悲观的部分，这些想法或多或少地自动出现，使来访者感到挫败、绝望和抑郁。比如，"我再也找不到好的工作""没有人爱我，我不会再被爱了"

或"我注定要一生悲哀"都属于此类思维。

治疗第二阶段的目标是帮助来访者看见自我挫败认知和抑郁症之间的联系。通过回忆这些自动化思维发生的时间和地点，来访者就能明白，抑郁情绪是在这些思维发生后加重的。让来访者把悲观思维和伴随的情绪记录下来（一种行为策略），就能帮助他们看见这些联系。

第三阶段是对自动化思维进行客观、现实、逻辑的分析，看看是否有客观证据能够支持这些信念的存在。通过分析，来访者开始明白，像"从来不""没有人"和"永远"这样的词在逻辑上是不成立的；像"再也找不到工作""没有人爱我"或"我将悲苦一生"这样的自动化思维是无法用逻辑辩护的，如果非要辩护，那一定是以逻辑性和现实性为代价的。

认知行为疗法的第四阶段旨在帮助来访者用更加经得起现实检验的思维替换自动化、非理性且缺乏现实性的思维。"我再也找不到好的工作了"，这样的陈述可以被替换为"再花些时间和精力，我总能找到喜欢的工作"这样更有现实感的陈述。"没有人爱我，我不值得被爱"，这样的陈述可以被替换为"有的人喜欢我，如果我对朋友更用心，就会有更多人喜欢我、爱上我"。"我注定要过悲苦的一生"，这样的陈述可以被改写为"现在我很不快乐，但是在我情绪好转、结交更多朋友之后，我的感受就会好一些"。

在贝克看来，光有认知还不够，来访者需要采取行动。因此，我们要让来访者记录自动化思维，填写像贝克抑郁量表这样的评分表格（共 21 题），还要安排容易产生良好结果的活动。治疗中，和采取行动有关的部分还包含社会技能训练。

照片艺术治疗何以作为认知行为疗法的补充？乍一看，两种疗法似乎不太相容，但事实并非如此。认知不仅限于文字，也包含意象。许多经验，尤其是语言期之前的早期经验，它们在记忆中编码和储存的方式就是视觉图像，而非文字。即使是最终被转译为文字的经验，也会以伴有视觉图像的辅助形式进行储存。理论上，我们完全可以像储存自动化文字一样储存自动化意象。于我们而言，这些意象中有一大部分是无意识的，或至少，来访者无法仅通过意识就觉察出它们与特定情绪的关联。事实上，荣格提到过这样的案例。他的一个来访者产生了"未婚妻跳入冰湖裂缝"的意象，而他只是无助地站在一旁。这个男人产生的意象和与之伴随的感受，在荣格眼里就是"他毫不反抗地就接受了如此多的自我暗示"（*Collected Works, Vol. 7*）。

贝克的治疗方法侧重于自我叙说，而忽视非言语、意象性的部分。很显然，针对抑郁症的认知疗法中可以包含，也应该包含意象，我们可以在咨询过程中结合意象与文字。比起自成一派，将荣格和贝克的理念融合，可能会指向一种更加有效的途径。

布查尔特-卡茨（Buchalter-Katz，1989）报告了她对住院的抑郁症患者运用艺术治疗的情况。她让来访者画出遮挡的障碍，也就是那些他们亲手设置、阻碍了自身运转的障碍。在大部分个案中，来访者都可以迅速而果断地画出这些障碍，它们代表了与绝望、无助的感受有关的意象。这些意象在被来访者画出来的那一刻，就容纳了关于障碍的诸多象征。他们往往下笔很重，使用的都是黑色或深色、螺旋、截面，以及支离破碎、无法接续的线条。显然，对于来访者而言，这些与抑郁症相关的意象是容易获得的，画出它们也毫无难度。布查尔特－卡茨注意到，从接到任务到完成作品，来访者们只用了很短的时间。就像荣格假设的那样，也正如我们所感受到的，这些意象是在乞求着被认识，号哭着寻求与自我的联结。

人们拥有丰富多样的言语储备，也拥有丰富多样的意象库。每个人都拥有独属于自己的言语储备和意象库。与认知行为疗法的四个阶段相对应，照片艺术治疗师也设计了一个四阶段的意象－创造模型。首先，照片艺术治疗师会帮助来访者觉察悲观或自我挫败的意象。这些意象对每个人来说都是独一无二的，它们必须是源自个人的。根据布查尔特－卡茨的研究，这些意象可能会构成某种形式的障碍。

在第二阶段，治疗师将帮助来访者觉察意象与情绪之间的联系。对我们来说，意象和情绪之间的联系似乎要比文字和情绪之间的联系更易被觉察，也更容易被来访者接受，因为诸如合理化、指责或理智化这样的言语防御没有什么干扰意象的机会。

贝克的治疗方法的第三阶段要求人们在逻辑的场域中向自我叙说发起进攻，对于意象而言，这是不可实现的。然而，在隐喻的场域中对意象发起进攻是有可能的，这可以检验意象的象征性意义是否在现实层面与事实一致。比如，如果意象是被锁链或锁束缚着的，象征着无助的感受，那么，检验的视角就可以是来访者在生活中经历的种种无助。

照片艺术治疗的最后一个阶段与贝克的认知疗法类似，其核心在于用更振奋人心、更有利于自我促进的意象取代自我挫败的意象。还是以锁链和锁为例，人们可以想象自己扯断了锁链，找到了锁的密码或钥匙。

尽管布查尔特-卡茨没有专门将自己的方法与贝克更具认知性的研究联系起来，但她实施了一套与他非常相似的治疗方案。她在报告中提到，在来访者画出抑郁意象之后，她会引导他们讨论意象的特征和改变意象的方法。在小型团体中，来访者会讨论超越意象的可能性，以及可以在多大程度上突破或翻越这些障碍。团体艺术治疗的目标是帮助来访者找到"处理并克服障碍的方法"。

针对淡漠和抑郁的照片艺术治疗技术与布查尔特-卡茨已经阐述的这些内容有诸多相似之处，只是增加了照片的使用，扩展了引导的方式。首先，我们让来访者摆好姿势拍照，这有助于揭示他们阻碍自己，使自己无法过上更完满的生活的过程。与荣格的理论类似，我们会让来访者想象自己正沉浸于悲观的情绪和意象之中，并想象它们阻碍幸福到来的方式。如果来访者已经进行了"视觉转换"练习（见第 11 章），描绘了自己的当下和渴望的未来，完成的海报就可以作为这一过程的开端。使用"视觉转换"海报，我们可以直接询问来访者，他们是如何阻止自己从一个姿势转换到另一个姿势的。在这一点上，我们会进一步引入与言语的自我叙说有关的讨论，这些自我叙说似乎也与意象和情绪

有关。就像贝克的治疗过程那样，我们会从来访者那里引出自我
挫败和受阻的状态，还有类似"我不够聪明（或不够可爱、不够
强壮、不够年轻）"这样的内容。

　　当来访者做好了准备，我们就可以让他摆出一个具有自我挫
败感的姿势，然后拍摄下来。之后，我们就指引他使用照片和其
他可用的艺术媒材来创作关于抑郁、受阻状态的海报。我们为抑
郁的来访者提供的艺术媒材包括自由流动的黑色涂料、彩色涂料
或马克笔、餐巾纸，以及棕色、黑色和彩色的纸板。如果活动是
在小型团体中进行的，就要让组员们两人一组地进行创作，这样
他们就可以为对方拍照，协助对方调整姿势。

　　当已完成的海报摆在面前，我们就可以让来访者对海报及其
隐喻意义做详尽的阐述，就像布查尔特-卡茨和她的来访者们那
样。随后，我们采用一种更加具有认知性的方法，在"为什么自
我挫败的姿势会阻碍他们进入更具适应性的姿势"这个话题上，
引导来访者说出三个原因。这样做的目的在于帮助来访者看见无
助、绝望的意象和情绪之间的关系。

　　随着对海报中无助、绝望的内容的讨论，我们会让来访者决
定脱离海报中所描绘的姿势的三种途径。换句话说，意象如何以
隐喻的方式进行转变？在治疗师的帮助下，当来访者讲述他的转
变之道时，无论他摆出什么姿势，或希望以任何艺术作品来呈
现，我们都会鼓励他去做。治疗的目标就是使原有的意象转变为
更积极、更具适应性的意象，正如贝克希望看到的是更积极、更
具适应性的自我叙说一样。

哈利

哈利是一位四十六岁的男性，他曾经历过反复发作的周期性抑郁症。他有双相情感障碍的家族病史，不过哈利从未经历过这一疾病特有的严重情绪波动。他抑郁发作时的情况并不严重，工作与生活的能力也并未因此受到太大的影响。每次发作时，他都会无缘无故地哭泣，觉得无精打采或情感淡漠。他曾接受过短暂的治疗，一共进行了两次，他的病情都从中得到了一些缓解。哈利还参与过一个照片艺术治疗项目，其中包括与抑郁情绪相关的部分。关于哈利在接受照片艺术治疗期间创作的其他作品，我们在第3章、第6章和第8章中讨论过。

在这次创作中，哈利完成了如图9-1所示的海报。他先在海报的底部描绘了抑郁症状态，随后在上方添加了人物和彩虹。他是这样描述自己的作品的：

> 对我来说，每当我陷入沮丧的时候，我的膝盖就好像陷入了淤泥或沼泽。我感到很沉重、很虚弱，只能耷拉着身子。如果我试着移动，那感觉就像黑色黏稠的淤泥在拖拽着我的脚。我照片中摆的姿势是我瘫倒在地的样子，我已经没法动弹了。我把自己的图像从照片上裁剪下来，牢牢地贴在了圆形沼泽的中央，我用黑色铅笔来展示沼泽的黏稠。我还用灰色炭笔和照片的黑色底片画了一个与之呼应的姿势，以展示我的抑郁症是从最初的轻微状态逐渐演变到一种更加低落的状态的。或许，它有时也没法达到比

浅灰色更深的程度。

　　我似乎没法改变我的姿势，因为那需要极大的努力。我没法动弹，因为抬起头环顾四周太费力了。我没法移动，因为移动会把泥潭搅浑，而那是不可以也不应该做的。我就被卡在那儿了，又可怜又没精神，好像我会永远都待在那儿。

　　在我的现实生活中，我被拖延或自我退缩卡住了。我发觉我的脸也僵住了，我没法展现出任何情绪，也没法告诉别人我的感受。在我一个人待着的时候，我能感受到自己的悲伤。有时，我听到一些悲伤的歌或看到一些悲伤的电影，就会开始哭。但此时如果有其他人在我身边，我会尽量不让他们发现我快要哭了。事实就是如此，现在承认这一点让我有点尴尬。我一般会通过工作来摆脱这些情绪。

　　我大约每年发作一次，有时也会在短短一两天内发作几次。我似乎会在春天变得格外脆弱，也就是四五月那段时间。我不知道为什么。每次发作都不会持续太久，也就一两周。这些发作从来没有严重到让我想要自暴自弃，但是我常常想要逃避。在逃避的幻想里，我总会把自己放逐到某个地方去。

　　我要如何摆脱这种低迷呢？首先，我必须昂首挺胸，还要让我的手臂动起来。听音乐可能会帮到我。我喜欢舞蹈和音乐，它们可以让我动起来。还有色彩，所有黑色都应该被彩色代替。我觉得音乐、动作和色彩就是答案。为了展现这一点，我在沼泽上方画了彩虹，还有我一个人散步的样子，在彩虹的色彩衬托下，我边走边唱。我昂着头，无比欢快。对我来说，这个意象太幸福了。通过姿势的消极面，我想展示的是，在理想的情况下，我快乐的心情还能延续下去。

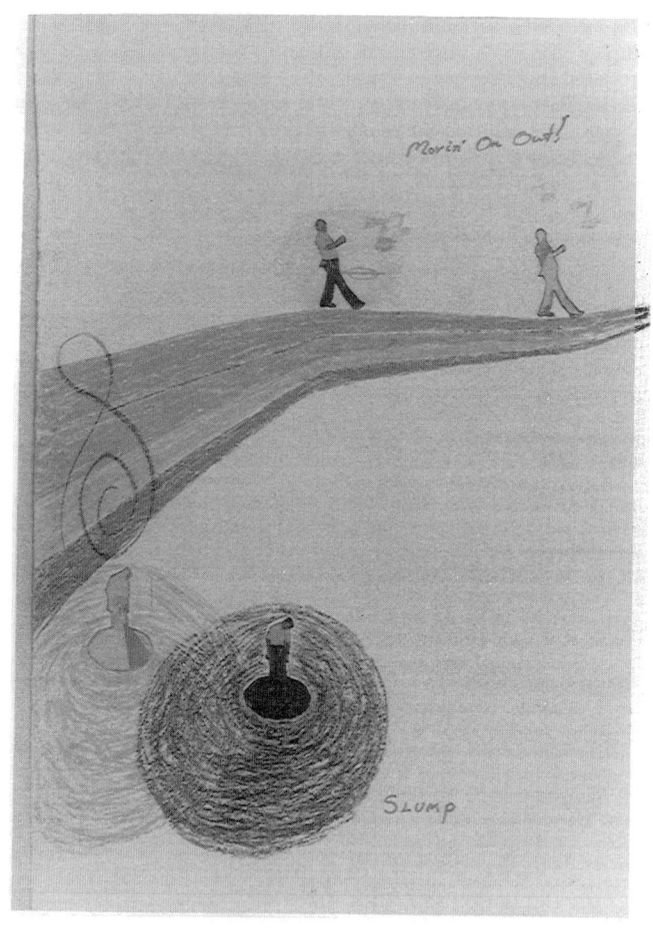

图 9-1　哈利陷落，以及"继续向前走"

我注意到我的海报上再无他人了。这是我没想到的。现实中除了一些害怕的时刻，我喜欢被他人簇拥着，但是当我调整海报内容时，却并没有把这些人也囊括在内。对我来说，有些领悟隐约发生了，但我还没有完全想明白。我想，这和我对依赖他人的不适有关，他人总会让我失望。在我的幻想中，有人可以把我拉出沼泽，但是，在最后关头，他也会让我再跌回去。

现在，看着沼泽和彩虹，我突然想到，彩虹其实是一座跨越沼泽的桥梁，如果我能够预先做好计划，我就能留在桥上，而不再陷入沼泽。而对于那座桥，我还需要多了解一点。

需要注意的是，在最开始，哈利就画出了能代表他抑郁情绪的意象——圆形的沼泽。我们可以把它视为一种障碍，和布查尔特-卡茨的来访者所画的意象类似。其次，他能够说明三种自己无法逾越的障碍，并将其与现实生活联系起来。在哈利进行治疗的第三阶段，他找到了更加积极的陈述和隐喻意象，并以此对逻辑场域中的第一个意象发起进攻。事实上，在他没有"沦陷"的时候，他能够找到现实生活中的音乐和舞蹈。对哈利进行艺术治疗的最后一个阶段，是让他想象一个更加令人振奋的场景，并将其描绘出来。在哈利的案例中，这个场景就是彩虹的意象。

在哈利的《沼泽》海报、梦中的图片（见第6章）以及伴随的积极想象之间，存在着两个明显的相似之处。在哈利的梦境中，他在黏稠的淤泥中跋涉，就像置身于海报所描绘的沼泽之中。在积极想象的过程里，哈利从一片泥泞中走到了坚实的地面上，他说，"现在我可以走得更潇洒一些啦……或许，我会吹一吹口哨，唱一唱歌"，这与他在上文海报中描绘的彩虹与音乐有着惊人的相似。我们可以假设，哈利的梦和《沼泽》海报都是对与抑郁症有关的无意识的象征的描绘。在两种情况下，他都在试着有意识地处理抑郁意象，使它能够动起来、走起来、通往音乐。

第 10 章　疗愈受伤的内在小孩：
一个案例研究

在关于学生和来访者的照片艺术治疗工作中，一些意料之外的、自发表露的资料信息经常会以艺术意象的形式显现出来。这些资料可能是长期在心理层面被否认或压抑的个人无意识信息，也可能是来自集体无意识或集体心理的、更具普遍意义的内容。荣格会说，来自个人无意识的艺术形象，是一种从"内在"汲取内容的主观艺术。他认为，无意识心理能够通过其图像元素来影响意识，所以他经常鼓励他的病人画出他们的梦境和内心的图像。主观图像可以被认为是个人主观世界的产物，它们并不对应任何外部现实（ *Collected Works, Vol. 15* ）。

朱迪思（Judith）

在接下来的案例研究中，来自个人无意识的图像出现在这个学生的艺术作品中，这促进了她最近的个人治疗工作。多年来，她早期的创伤经历一直被压抑着。通过治疗，她能够接受自己的过去，并开始努力克服对境遇的否认。她用自己强有力的艺术意象对抗过去，这再次激起了那些可怕的回忆，但也为她提供了处理这些记忆的途径。

从我们暑期照片艺术治疗课的第一天开始，朱迪思，这个娇小而有魅力的女性，明显正在面对压抑的悲伤。幸运的是，在我们的两个课堂小组中，朱迪思加入了更外向的那个小组。她在这个小组里建立了足够的信任，可以分享她深深的绝望和快乐。

　　授课地点是照片艺术治疗的理想场所：位于威斯康星州日内瓦湖畔的一个树木繁茂的会场。报名参加这门课程的有十二名学生，这也是理想的班级规模。这个环境有利于创造、放松、意识转换，允许对世俗和个人问题产生新的视角。

　　朱迪思在课堂上的第一个作品是她的视觉转换项目（"现实的我"和"理想的我"，见第 11 章）。她创作了两幅独立的海报。《现实的我》海报（图 10-1）显示了她在树中心的形象，树枝从她的两边延伸出来。她似乎在一个黑色的网状结构中挣扎。在海报的左边，照片的背景渗透进枯死的树枝中；在海报的右边，树枝上有一些绿色植物，三个太阳形状的黄色球体出现在树枝的顶部。

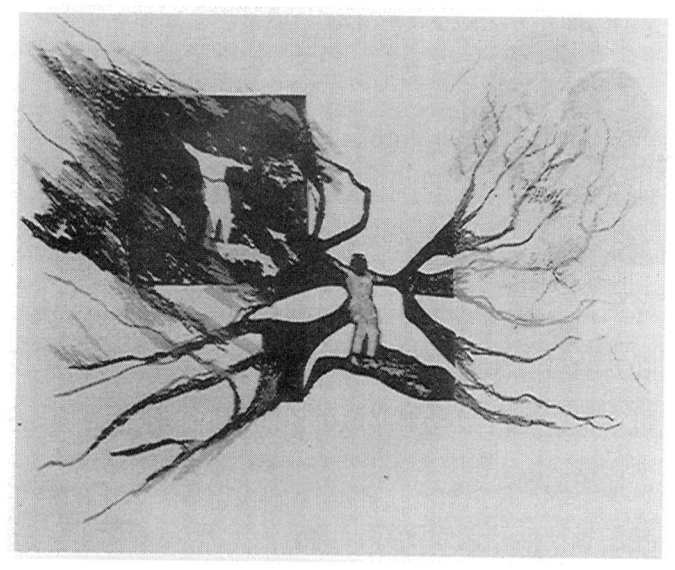

图 10-1　朱迪思的自画像:《现实的我》

在她的第二张海报《理想的我》（图 10-2）中，朱迪思以蓝色和紫色为主色调，画了一张年轻女子的脸。这个女人有一张梦幻般的面孔。女人的左脸是由黄色和绿色的螺旋形组成的。朱迪思把自己的照片放在女人前额的中央。这次她以一个放松的姿态在两棵树之间描绘自己，年轻女子的一缕缕头发与树枝融为一体。

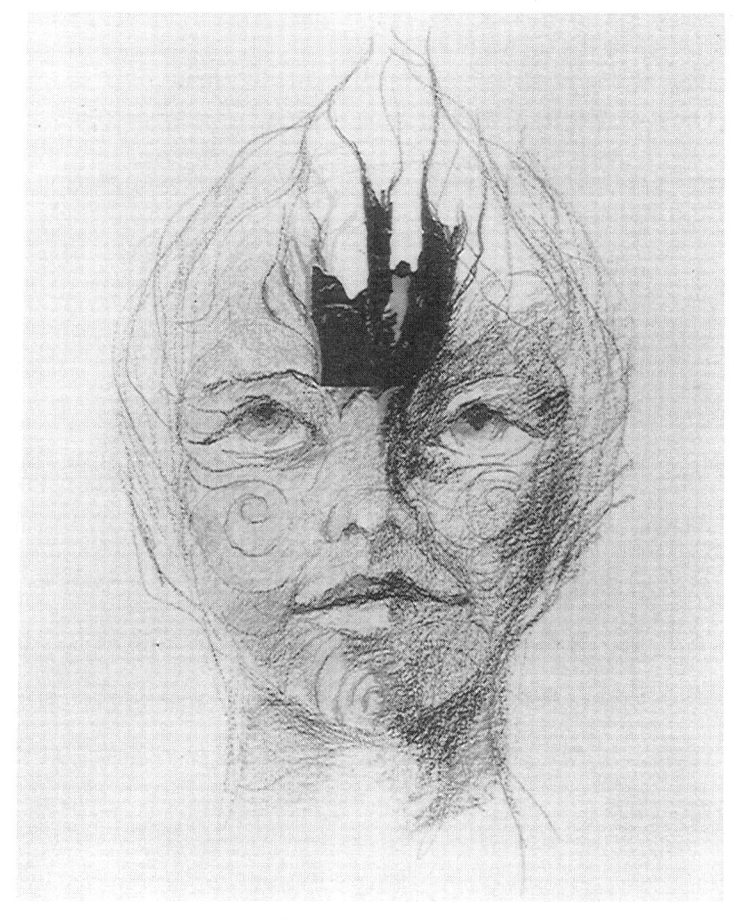

图 10-2 朱迪思的自画像:《理想的我》

照片艺术治疗

朱迪思对自己第一天的视觉转换项目的总结如下：

在第一个环节我们被要求拍两张照片："现实的我"和"理想的我"。

在第一张照片中，我认为自己试图把早年完全分裂的两个部分结合起来。在照片中，我从隔开的树上找到两根树枝，用胳膊搂住它们，用力拉近。我觉得它们不可能联结起来！在创建背景时，我看到了（再一次！我已经为此努力了一段时间）两个极端的"我"——黑暗、愤怒、痛苦、绝望、创伤和恐惧的"我"与顽皮、快乐、温柔、积极的"我"相分裂。我给这张照片起了个名字——"我必须这么做！"。

理想的"我"被描绘成放松地倚立在强壮而稳固的大树的两根树枝之间。我把这张照片放在"我"额头的中央，脸上是我之前挣扎过的所有颜色。我希望能自我整合，最终拥抱真正的自己。我把它命名为"我没事"。

在小组进程中，当我摆第一个姿势时，两边都有一个人离开我，我感受到了自己强烈挣扎的痛苦。当别人摆出这个姿势时，我很感激他们对我的理解。我意识到，如果我不那么用力拉，也许会更容易些，更放松的姿势可能会更好。

第二天的任务聚焦于一个冲突问题，以及摆出代表冲突对立面的姿势来拍照（见第 8 章）。朱迪思将她发生冲突的两部分融入一张照片中（图 10-3）。画面由红色和黑色的碎纸片组成，显得支离破碎、阴森恐怖，像是漆黑夜晚冒出的鬼火。朱迪思把自己放在照片的左边、照片中的门后。她加了一道似乎穿透她下半身的红色涂料，这给人一种火焰的错觉。朱迪思也把自己的照片放在右边的门口。在这个场景中，她显得更易受伤、更脆弱。里面的台阶延伸到门口，但还有一组台阶并不能到达这里。照片中还有其他楼梯，但是同样地，它们似乎哪里都到不了。

朱迪思说：

第二天，我们要摆出冲突对立两方的姿势。我想把我的冲突视作保护盾，不允许好的或坏的东西——在这个时候，尤其是好的——进入太深。我有点害怕可能会有人靠得太近。在相信并真正接受积极反馈的过程中，我可能会让自己受到某种虐待——这是我在成长过程中经历过的小心翼翼地保护自己不受伤害的方式。我现在认为这是一种冲突，当我从别人那里收到这样的信息时，不允许自己看见自己的闪光点。第一张照片很简单，我就在一扇紧闭的门后面。我的脸几乎看不见，我的手处于自卫的位置。直到第三次尝试，照片看起来才合适——躺在阳光下的阴影中。

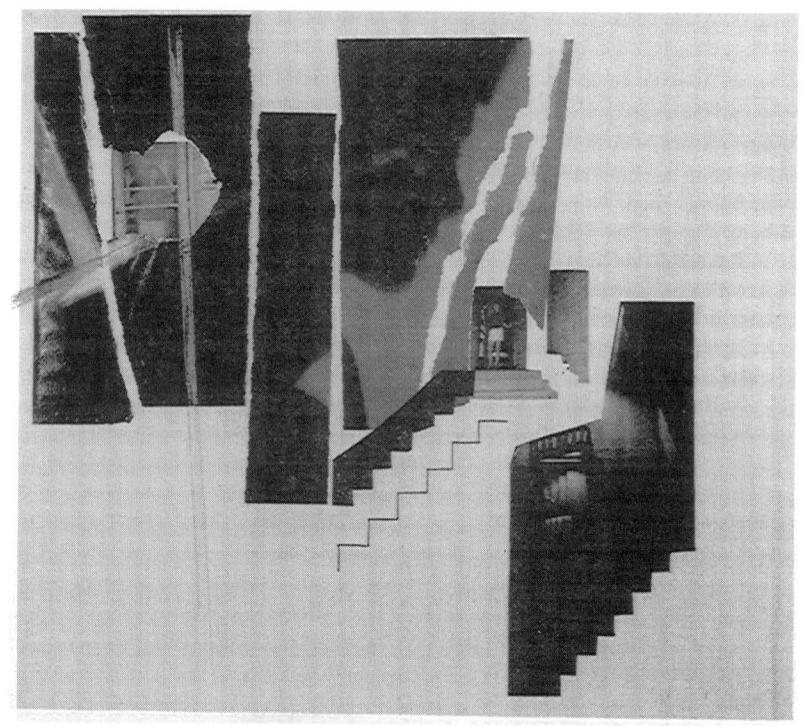

图 10-3　冲突中的朱迪思

　　这个练习中最困难的部分是以艺术的方式描绘这些姿势。我想用第三张照片来表现我解决冲突的办法，但似乎不合适。第二张也不合适。我发现自己用杂志上的黑色和红色照片、台阶照片，还有我拍的第一张照片（我最不喜欢的一张）来表示解决方案。我站在一个敞开的门口，有台阶通向内部，但这对我来说似乎不够。黑色、红色和台阶对我来说意味着痛苦，它们代表着导致保护盾形成的反复创伤。我真的没有打算囊括冲突的那个方面。我决定在第二张纸上使用其他照片——至少这是我希望有一天能达到的目标，显然现在还为时过早。在创作过程结束时，我的头很疼，当我知道不必与团队分享我的作品时，我松了一口气。当时我觉得自己太脆弱了，并不清楚自己工作的意义。我只知道我内心深处受伤了。

尽管这个练习只是要求朱迪思简单地看待冲突的对立面，但她更进一步地试图以艺术的方式解决冲突。

对许多学生来说，作品《我是谁》与自我阴影之间的关联是这个系列中最困难，但最有意义的练习（见第 4 章）。我们班的一个学生认为："如果你意识到了你的阴影，那它就不再是阴影了。"但是要理解荣格的阴影概念，我们需要的不仅仅是意识到阴影。你需要识别阴影，接纳阴影，与阴影一起工作、玩耍，最后整合阴影。阴影可以通过投射和噩梦来看见、认出。它也可以通过我们对同性别他人的投射来识别，即通过对特定他人的积极或消极的情绪反应。

在这个练习中，学生们被要求摆姿势拍两张照片：一张是他们的阴影部分，即"不是我"；另一张是代表他们的自我，是他们自己的"我"的部分。朱迪思的作品呈现出典型的对比。海报的左边是她的阴影。她穿着红衣服，张大嘴巴，露出牙齿，摆出一种吓人的姿势。红色和黑色再次出现在这张照片中，让人想起她的"冲突"画面。朱迪思的上半身正从黑色和红色的条纹状网络的洞中冒出来。

红色和蓝色的叶脉状线条从海报右边呈放射状发散出来。朱迪思站在花丛中心，微笑而满足。海报右侧的场景与左侧的黑色和红色形成了鲜明的对比。朱迪思利用这些红色和蓝色的叶脉状线条，在自我方面建立了局部圆圈。朱迪思把右侧的照片称为她的人格面具（图10-4）。

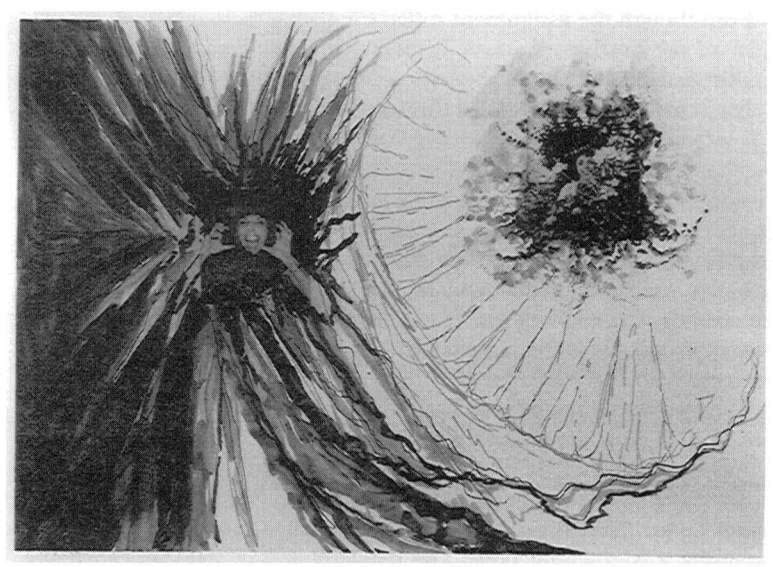

图 10-4　朱迪思的"人格面具"

朱迪思继续总结：

第三天，我们要描绘我们的阴影和人格面具。我立刻想到自己黑暗的、愤怒的一面是阴影——我否定的、难以承认的部分。我想到令人愉快、丰富多彩、友好和善的自我是我的人格面具。我发现这个练习很有启发性！我喜欢在照片中描绘我的阴影并创造一个合适的背景。我觉得人格面具有点恶心和不真实——太虚假了。后来我意识到我又做了极大的分裂，只是这次站在了黑暗的一边。当然，这两个方面在第一个任务中已经表现出来了。

这个练习最有用的部分是随后的小组互动。我感受到了每个人的肯定和接纳，因此我能够告诉他们我隐藏最深的秘密。在和他们一起尖叫（就像我在阴影照片里做的那样）时，我得到了巨大的释放。这次课程对我非常有帮助——这是我在成长中一直努力的方向。我认为虽然这只是一小步，但对我来说很重要。

全班学生在理解他们的阴影方面下了很大功夫，许多学生报告说，他们完成了一些重要的工作，帮助自己更好地理解了荣格的阴影概念。

接下来的任务就没有那么情绪化了。我们让小组成员互相拍照，用各种姿势来描述"在与大自然的关系中，我是谁"（见第1章）。

朱迪思的海报是一个很酷的蓝色调作品。她的海报（图10-5）包含了自己的四张照片。在中间上方的照片中，她穿着白色长裙，双手举向天空。在第二张照片中，她坐在一棵树上，位于"热爱"形象的右边。第三张照片在左下角，是她在水中玩耍的情景。朱迪思的第四张照片似乎更压抑，因为在这个场景中，她被岩石覆盖住了。

以下是朱迪思对自己作品的描述：

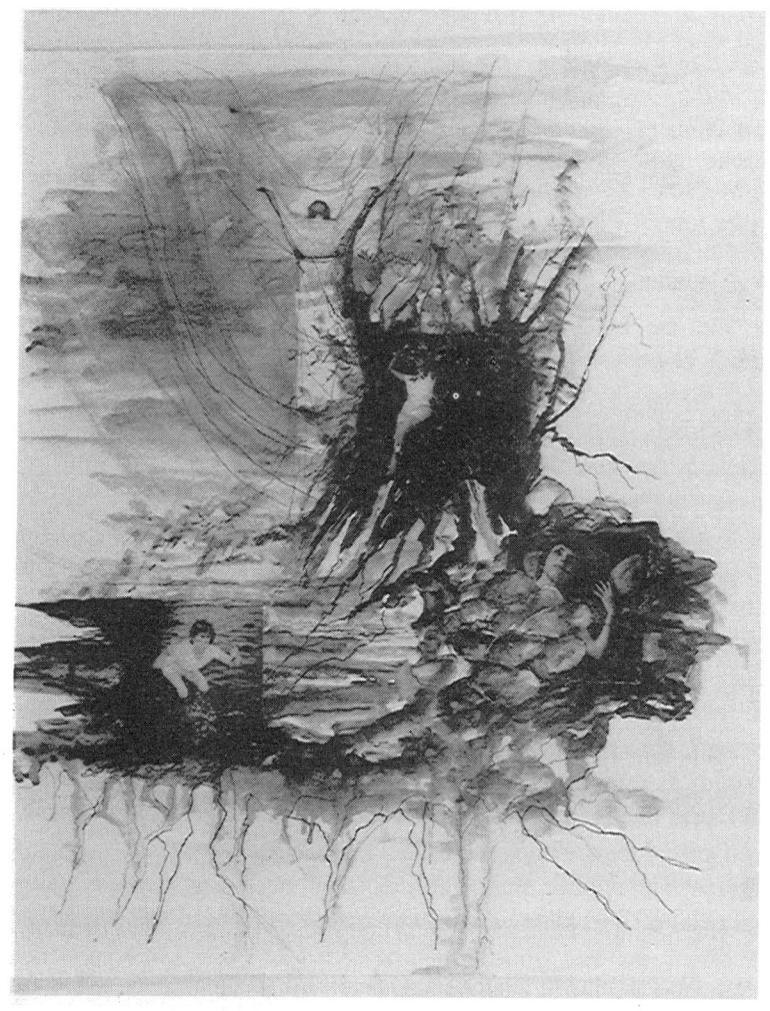

图 10-5　朱迪思与自然的关系

　　第四天，这些照片是我自己对自然的一种表达：在与大地、河流、植物、天空的关系中，我是谁。这个练习对我来说是愉快的，也是前一天释放后的一种庆祝。大自然对我来说总是意义重大——最近，它一直是我的一种稳定的东西，是我自己的一部分，是任何人都无法带走的。我想尽可能地接近我图片中的元素——我想成为岩石、土壤、树叶和水源。我想让天空吞没我。我感受到自然界中生死和重生的奥秘。这与我自己的旅程如此相似。我想浸泡在水里，被水净化——在那里敞开心扉、一丝不挂，但在公共场合中又感到有些拘束。天空似乎是我内心永不消逝的精神象征。

整个练习是如此美好的体验！这是一个整合的过程，它给了我一种归属感。在小组互动中，我感到有些犹豫，因为我对这个练习的处理方法似乎与其他成员不同。我意识到我的处理方法并不重要——每个人似乎都很乐于接纳和肯定——我需要接纳并珍惜我内心的东西。

"自然"练习表明了仔细倾听艺术创作者解释其作品的重要性。朱迪思作品的观察者看到"朱迪思在岩石下"的场景，可能会认为这象征着被压制、压迫、埋葬、无法动弹。但朱迪思将她和岩石的关系描述成想要"成为"岩石。她的描述将"沉重"从场景中带离。然而，这也是朱迪思倾听他人对自己作品解读的时刻。她是否负担过重？还是背负了太多自己或他人的问题？她是在否认自己生活中的这些方面吗？她可能想要重新评估她的解释，并注意无意识在她的作品中所表达的内容。

我们课程的最后一个练习是对过去一周的工作进行整理，看看发生了什么，并尝试整合这些象征和信息。朱迪思的工作令人感到开心（图 10-6）！她的照片的左边再次被红色和黑色占据。她艺术性地使用积极和消极来代表在本周早些时候描述的分裂。往右边看，她用了两张被自己撕成两半的照片，一半是正面朝上，另一半是上下颠倒。在一张照片中，朱迪思闭着眼睛，另一张照片中眼睛则是睁开的。在排列这些照片时，朱迪思将它们分开，把一只眼睛闭着的照片和一只眼睛睁开的照片放在一起，形成了一个更完整，或者说更整合的自我概念。

继续向右看，是朱迪思在码头摆好姿势的照片。这张照片展示了一个自信、快乐的女人。在右上角的场景中，朱迪思张开双臂，像站在舞台上一样。人们可能会想象她在说："我在这里！这就是我！"事实上，照片下面的文字是这样写的："生来就是为了展现你本来的样子""感觉像一件艺术品"。

右下角有一张年轻女孩的杂志照片。她看起来准备好要玩一场有趣的枕头大战。也许朱迪思已经准备好以一种更有趣、更自信的方式来面对这个世界。海报中的场景用蓝色和红色的彩带连接起来，让人想起派对装饰。

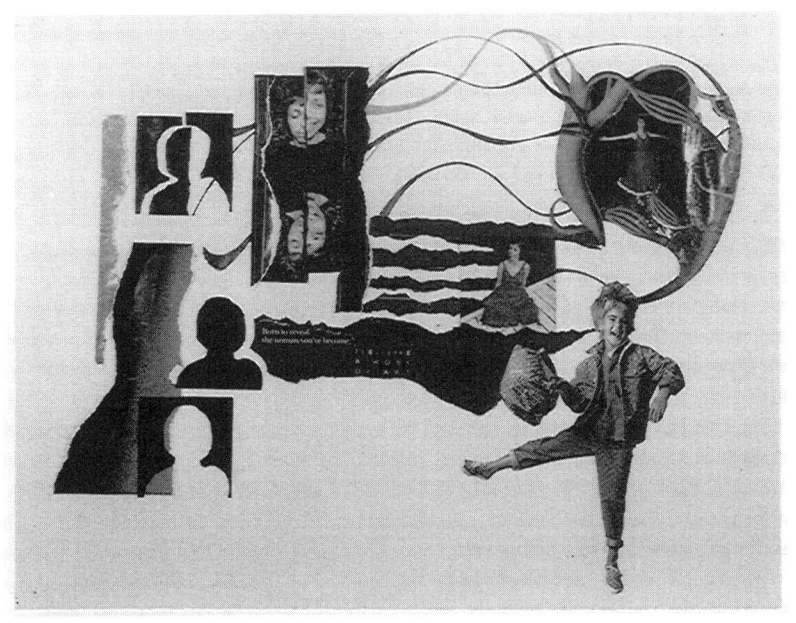

图 10-6 朱迪思"把它们放在一起"

正如朱迪思描述她的作品那样：

第五天，也就是最后一天，我们被要求回顾我们这一周所做的工作，或者可能的话，回顾一下某些转折点以及发生了什么。我让我的搭档给我拍了两张照片，一张是闭着眼睛的，另一张是睁开眼睛的。我把一块蓝布披在肩上。在其他照片中，我想描绘我内心的兴奋感和整合感，我在树林里跳舞，坐在水边晒着太阳，感受微风。当我创建背景时，我无意识地整合了象征着我旅程的红色、黑色和蓝色。在某种程度上，痛苦、愤怒和深深的悲伤渗透到欢乐中，加深了快乐，又渗透回来，丰富了先前的黑暗领域。

它帮助我看到了分裂的整合。海报上的文字——"生来就是为了展现你本来的样子"和"感觉像一件艺术品"似乎表达了我内心的愿望和信念。至少这种表达对我来说是一次有益的经历。

在小组讨论过程中，当我去看每一件作品，简单地解释它，并分享最终的作品时，我都可以更好地看到这一周发生了什么。我想小组成员也能看出来——他们为我鼓掌，表达对我成长的认可。

我带着一颗开放的心去体验这段经历，接受任何可能在那里为我出现的东西。我明白接纳的姿态在成长过程中非常重要。然而，我花了很长时间才明白这一点。我想记住我能够承担的风险、我的回报，以及我找到的与他人相处的"安全之地"。视觉图像提醒着我，正在进行的自我整合——这是非常有希望的！

在短短一周的时间里，朱迪思不仅学会了一种以艺术和摄影为媒介的治疗方法，还为自己解决了一些深刻而痛苦的问题。不是每个学生都能复制朱迪思的治疗过程，也不是每个学生都有像她这么深刻的议题。此外，朱迪思已经准备好去接纳那些妨碍她成为真实自我的议题——现在她已经准备好去玩耍，用枕头大战来应对世界。

1991年7月，朱迪思报告了自己的最新状况，时隔四年的她表示自己的生活发生了重大变化。她换了一个不那么结构化的职业，同时全身心投入自己的艺术创作中。事实上，她最近实现了一个夙愿——在画廊成功举办了自己的个人艺术展。

近年来，通过研究和共同观察，艺术治疗师已经能够识别出经历生命威胁创伤的病人和来访者所呈现的图像和象征的相似性（Spring, 1985; Cohen and Phelps, 1985; Sidun & Rosenthal, 1987）。斯普林（Spring, 1985）进行了关于性虐待标志的博士论文研究。她发现，强奸和乱伦的幸存者经常画楔形物和眼睛的图案。科恩和菲尔普斯（Cohen & Phelps, 1985）研究了儿童乱伦受害者的艺术作品，发现红房子、阴茎状的树、云和树上的脸、彩色的脸、房子上一扇不同的窗户，以及其他特定图像，都可能是儿童性侵的标志。在美国艺术治疗协会（American Art Therapy Association）全国会议的研究小组会议上，艺术治疗师报告了关于性虐待的共同标志信息，比如性欲化图形、楼梯和绘画中的插入物体。

在心理治疗或新的、额外的创伤触发过往经历的闪回或碎片化记忆之前，曾遭受乱伦、性虐待或其他创伤的来访者会否认或压抑自己的痛苦，这并不罕见。今天的治疗师更清楚他们的来访者可能有被压抑的创伤，也更有能力帮助他们处理这些情绪因素。目前，治疗师，尤其是艺术治疗师，更能敏锐地意识到创伤受害者所表达的图像症状和象征，无论他们是强奸或乱伦受害者、退伍军人，还是其他危及生命情况的受害者。这些患有创伤后应激障碍的来访者的艺术作品，不仅有助于识别受害者，而且还帮助这些人努力克服他们多年来一直否认或隐藏在潜意识中的痛苦（Corbit, 1985）。

照片艺术治疗

关于朱迪思的作品，她对自己艺术作品的个人诠释是最重要的。通过她的艺术创作和作为媒介的小组成员的帮助，她能够直觉地从混乱走向平静，然后走向诙谐。但是，除了对自我修复机制的直觉性信任之外，她还通过艺术作品传达了自己的痛苦，以及后来的快乐。朱迪思的几幅海报由碎片组成，展示了她正在经历的内心冲突。这一冲突也以其他方式被描绘了出来，比如被拉向不同的方向，或被埋在岩石下。

朱迪思在她的艺术作品中多次同时使用黑色和红色，这是对自己和他人关于她的痛苦和挫折的戒备。在朱迪思"解决冲突"的练习（图10-3）中，她将一幅画的红色和黑色部分分别撕开，创建了一幅剪贴画。一道红白相间的条纹穿过一个洞，这个洞把朱迪思框在纱门后面。这张照片，加上第二个姿势中通向她的楼梯，可能暗示了一些早期的性创伤，可以在她的个人治疗中进一步探索。

第三部分　团体治疗

从荣格学派的视角来探讨，我们或许可以有把握地说，团体心理治疗并非荣格分析心理学的强项，这主要是因为荣格着重于自性化历程以及人格的发展。实际上，荣格曾对团体心理治疗发表过强烈的反对意见。《荣格全集》（*Collected Works*）中就有几处关于团体意识的论述。在其中一处论述中，荣格说道："团体以及属于团体的一切掩盖了个体的真实性，就如同父母充当了孩子一切缺失的替代品。从这个意义上说，团体具有诱惑性，因为没有什么比保持幼稚的行为或回归幼稚的行为更容易了……团体观察一再证实，团体会巧妙地诱使成员们相互模仿和依赖，从而避免他们痛苦地面对自我"（*Collected Works, Vol. 10*）。

在一篇题为《有助于世界和平的态度转变技术》（*Techniques of Attitude Change Conducive to World Peace*）的文章中，荣格再次阐述了团体行为所引发的问题，并指出除非团体成员已经完成了个人分析。他说："态度的转变从来都不会始于团体，而只会始于个体。"（*Collected Works, Vol. 10*）

分析师塞耶·格林（Thayer Greene，1982）承认荣格对团体治疗持怀疑态度，但他表示，从事团体治疗的荣格学派人士在荣格的著作中找到了团体治疗的理论依据。格林认为，人们不应绕过个体治疗而直接进行团体治疗，但在分析对象完成一定数量的个体分析之后，个体治疗和团体治疗都可以作为有效的辅助疗法。

另一位荣格学派分析师詹姆斯·霍尔（James Hall, 1977）写道，荣格认为团体心理治疗不能替代个体精神分析，而且在团体治疗中，存在来访者停留在集体层面的风险。霍尔认为，团体治疗是一个有效的容器，可以通过角色扮演或重现技术（enactment techniques）来探索梦境中的意象。尽管由于时间限制，并非所有成员都能展示他们的梦，但他认为在团体中表演梦境对后续的诠释过程是有益的，因为团体成员可以提供额外的文化材料，以及他们个人的补充材料。

尽管荣格对于团体以及团体治疗的态度似乎基本是消极的，但我们和格林一样，仍然认为团体治疗过程具有价值。在我们看来，团体常常能为个人的改变提供所需的能量和"燃料"。团体成员得以触及个人无意识和集体无意识，尽管如荣格所推测的那样，通过这种方式所获得的信息可能会受到污染，但团体成员往往能获得对自己行为和性格的宝贵洞察。

欧文·亚隆（Irvin Yalon）对团体心理治疗的评价相对更为积极。在他的团体心理治疗权威著作《团体心理治疗理论与实践》（*The Theory and Practice of Group Psychotherapy*, 1975）中，他将团体治疗中的疗效因子分为 11 个主要类别。这些类别包括：1. 希望重塑；2. 普遍性；3. 传递信息；4. 利他主义；5. 原生家庭关系的矫正性重现；6. 社交技巧的发展；7. 行为模仿；8. 人际学习；9. 团体凝聚力；10. 宣泄；11. 存在意识因子。这些疗效因子超出了荣格心理学的范畴，但近年来，团体治疗成为越来越受欢迎的治疗选择，这既是因为它在治疗来访者方面的有效性，也是因为在心理健康治疗费用飞涨之时它具有成本效益。

表达性艺术治疗在团体工作中的应用也变得流行且越来越被接受（Wadeson, Durkin and Perach, 1989）。除了有助于增强团体凝聚力以外，表达性艺术治疗在其他情况下也很有价值，比如：1.处理"停滞"的团体，即那些无法开展工作的团体；2.解决冲突，帮助个体成员和整个团体解决冲突；3.识别情绪，艺术为那些不善于表达情绪的人提供了一个过渡性的基础或"安全网"；4.识别并减少个体和团体的抵触情绪。

考虑到团体治疗的价值，我们开发了一种名为"视觉转换"的照片艺术治疗团体方法。这种视觉转换是多模式的，不仅使用了摄影，还运用了动作、艺术、冥想、录像和讨论。视觉转换方法在第 11 章中有详细描述。我们还开发了照片艺术治疗方法来促进团体凝聚力，并处理停滞或阻抗的团体。这些方法在第 12 章和第 13 章中有详细说明。

第 11 章　视觉转换团体

视觉转换（visual transitions）这个概念源自本书作者对照片和录像治疗与艺术治疗相结合的兴趣，这种结合是在团体环境中进行的。

这个概念来自我们在视觉艺术和表达性艺术治疗方面的个人背景。科比特专注于艺术治疗、动作治疗和心理剧，弗莱里尔则擅长摄影、心理剧和录像。

我们研发这种方法的初衷是将我们教授的两门研究生心理学课程结合起来，并提供一种体验式练习，让学生能体验这些治疗方法。由此产生的方案已成为各种工作坊、研讨会、团体治疗和报告的基础，这些活动旨在促进个人成长和改变。

为实现这些目标，视觉转换融合了静态照片、艺术、动作、录像和冥想。团体成员有机会观察和体验自己的"困境"，进而进入一种全新的、更有活力和意义的状态，然后可以选择更充分地过渡到这种状态，或者在新旧状态的连续体上确定一个舒适的位置。

视觉转换任务

活动从非言语自我介绍开始。这种方法使团体成员熟悉用这种替代性的、视觉或动觉的方式来表达自己。团体成员围成一圈坐好后，他们会逐一以非言语的方式向团体介绍自己，成员们可以留在自己的座位上，也可以走进圈内，以自己独特的方式与其他团体成员互动。通常，这项练习由团体带领者开始，他们首先以非言语的方式介绍自己，以此作为范例。一些热情的团体成员会通过舞蹈或其他动作来进行自我介绍。这项开场练习有助于让团体气氛活跃起来，并开始让成员们与自己的身体建立联结，学会信赖自己的视觉和动觉感官。

录像可以在整个治疗期间或任何预先确定的重要部分进行。但在对任何治疗团体活动进行录像之前，必须获得团体成员的同意，他们希望知道录像的用途以及谁会看到录像。如果有任何团体成员要求不要对其进行录像，或者要求删除录像中涉及他们的部分，则必须尊重这些要求（有关授权和其他伦理问题的更多讨论，请见第 14 章）。

在下一个环节，团体成员两两结伴，互相为对方拍照。他们使用拍立得相机，互相拍摄两张照片。一个姿势代表"曾经的我"。这个姿势反映了团体成员在接受治疗前的状态，或处于情感冲突的状态，或被个人束缚所困的状态。

第二个姿势描绘了"我希望成为的我"。这个姿势反映了来访者理想中的状态或感受。

这些姿势通常比较夸张。一个曾经或正在经历抑郁的人可能会蜷缩成胎儿的姿势，用非言语的方式表达这种状态。一个曾经或正在经历恐惧的人可能会摆出畏缩的姿势。

在第二个姿势中，小组成员们会探索或模拟一种姿势，这种姿势通常夸大了幸福感或改变的感觉。一种常见的姿势是双手举向天空，摆出开放的姿态。

拍摄完静态照片后，我们会为团体成员提供艺术媒材，包括但不限于海报纸、油画棒、彩色粉笔、剪刀、胶水和马克笔等。

每个团体成员都能够以自己希望的方式将两张照片剪下并粘贴在海报纸上，并使用艺术媒材将这两幅图像以某种方式相互关联。当艺术作品完成后，成员们两两结伴或组成小组，互相讨论自己的作品。

团体处理

团体成员在小组内讨论完各自的作品后，重新围成一个大圈。每位成员展示自己的艺术作品，并解释两幅图像在艺术上的关联。每位成员在分享完毕后，立即用自己的身体先摆出第一个姿势，再摆出第二个姿势。可以鼓励成员重复这两个姿势，同时选择一个词或短语来分别描述每个姿势。团体成员专注于每个姿势的感受层面，以及从一个姿势过渡到另一个姿势所需要做的动作。然后，全体成员与展示者一起模仿这些动作，这很像心理剧技术中的镜像技术，通过摆出他人的身体姿势来培养同理心。

在从一个姿势过渡到另一个姿势时，展示者会被要求注意自己的个人感受和身体感觉。姿势是否僵硬或尴尬？展示者是感到被困住了，还是感到快乐？过渡动作就像集体编排的舞蹈一样，成员们不仅能意识到自己对展示者的同理心，还能在重演的过程中关注个人的身体感觉和情绪。因此，每位成员都能直接体验到自己和其他团体成员所描述和演示的动作。

如果时间允许，团体成员还可以在这个阶段通过在冥想中做出过渡动作进一步探索。一位个体咨询来访者在"之后"的姿势里画了一个环绕自己的彩虹圈，并将这一意象带入了冥想。她想象自己被彩虹环绕，描述了自己感受到的自然愉悦的高涨情绪，这种情绪在接下来的几周里影响了她的生活。

这一治疗阶段的录像可以在每位成员展示后立即回放，也可以在该阶段结束时或整个团体治疗结束时回放。这样，每位成员都能看到自己从"曾经的我"到"我希望成为的我"的转变过程。在这里，艺术作品和运动一样，都成为变化的隐喻，静态照片和动态录像捕捉到的画面也是如此。

在一次"视觉转换"工作坊的展示环节中，一位女士在工作坊结束时告诉我们，她很生气，因为我们没有像给其他成员那样给她展示自己的艺术作品和动作的机会。我们争辩说："不，你已经展示过了。"

"没有，"她说，"你们在团体里跳过我了。"

当我们回放录像带，给这位女士看她时长为三四分钟的作品展示时，她感到惊讶。"我简直不敢相信。"她说。她自身的防御系统的否认机制比她之前想象的还要强大得多。

该团体治疗的最后阶段是成员共同分享这次经历，将这次经历与外界可能发生的更广泛的变化联系起来，并分享共同的经历和感受。在一个团体中，有几位成员摆出非常相似的姿势和过渡动作是很常见的。这种相似性有助于让团体成员相信他们所关注的问题具有普遍性——这也是言语团体治疗中常见的共同经历。最后阶段也是结束的时刻，成员们可以在此期间表达任何未说出口的问题或感受。

讨论

对于任何治疗师来说，引导来访者发生改变都是首要关注点。改变通常始于意识或洞察力，但往往也止步于此。在言语治疗中，来访者往往缺乏超越困境走向改变的动机、能力或能量资源。

通过使用视觉转换的表达方式，来访者能够通过动觉和视觉意识到受到的束缚，并运用心理剧技术来摆脱这种束缚。一旦打破困境，来访者就能体验到存在的其他可能性。此时，改变成为一种选择。通过静态照片和视频录像，新行为的可能性作为视觉资料被记录下来。如此一来，来访者又怎能否认改变的可能性呢？

荣格曾探讨过"陷入困境"这一概念。他写道："在我的大多数案例中，意识层面的资源都已耗尽（或者通俗地说，来访者被'卡住'了）。正是这一事实迫使我寻找隐藏的可能性。因为当来访者问我'你有什么建议？我该怎么办？'时，我不知道该如何回答。我也不知道其他的办法。我只知道一件事：当我的意识心灵觉得没有去路而陷入困境时，我的无意识心灵会对这种无法忍受的停滞状态作出反应。"（*Collected Works, Vol. 16*）

我们已经讨论过摄影、艺术与其他媒体相结合可能会促进联想和无意识问题解决的可能性。视觉转换法在促进无意识对僵局的反应方面尤为有效。

谈到微小的变化时，荣格曾这样说道（他当时是在谈论梦的解析）："正是这些人们无法用理性构想出来的微小变化，推动了事物的发展并克服了僵局，至少从原则上来说是如此（*Collected Works, Vol. 16*）。""视觉转换法"正是为了允许，甚至迫使微妙的隐喻性或幻想性变化发生而设计的，这些变化使来访者行动起来，克服"卡点"。在同一场讲座中，荣格还说道："说实话，我对幻想评价不低。在我看来，它是男性思维中母亲般的创造力的一面。总而言之，我们永远无法超越幻想。诚然，有些幻想是徒劳无益、毫无结果、病态且令人不满的，每一个具备常识的人都能立刻认识到它们贫乏的本质；但糟糕的表现并不能否定正常的表现。人类所有的作品都起源于创造性想象。那么，我们有什么权力贬低幻想呢？正常情况下，幻想不会轻易迷失方向；它太过深刻，与人类和动物的本能根源紧密相连。它总是能在最后以一种惊人的方式得出正确的结果"。

瓦茨拉维克（Watzlawick）、威克兰德（Weakland）和菲施（Fisch，1974）建议通过改变行为模式中的一些小细节来打破完美主义需求，从而能够为实现更大的行为改变而努力。他们写道，改变的目标是尝试解决问题，而如果要选择有效的方法，那么这个方法必须转换成来访者的语言。在本章中，我们提出了一种方法，即来访者/团体成员自己创造解决问题的方案。对于每个人来说，他的艺术"语言"和身体"语言"都是独一无二的。

同样地，米尔顿·艾瑞克森（Milton Erickson）也探讨过小的改变。在他的催眠疗法中，艾瑞克森经常致力于以某种微小的方式改变来访者通常的行为模式，从而为进一步的改变创造可能性。比如，他会让想戒烟的人首先通过增加吸烟量来改变他们的吸烟模式。这种对通常模式的改变会使吸烟者相信改变是可能的。

基尼（Keeney, 1983）也曾就"变化"（change）这一主题进行过探讨：

> 镜头或参考框架决定了我们所看到的模式，无论是上下偏移还是扭曲。镜头的更换总会引发一段最初的混乱或过渡时期。如果观察者能够耐受这种过渡危机，新的框架将带来另一种秩序。认识论变化的任务虽然难度大得多，但道理相似。通过控制论和认识论的视角，最终将呈现出一个不同的世界。

我们观察到，家庭中的动态变化往往源自一些看似微不足道的事件。比如让孩子负责控制自己浴室的电灯开关，这是他第一次承担个人责任。他对于负责一件直接影响他的事情有了亲身体验。很快，多米诺骨牌效应就会产生，孩子接下来会开始控制自己的行为和身体功能。

珍·休斯顿（Jean Houston）通过身体动作促使工作坊团体成员发生变化。通过运用意象，她让团体成员在脑海中想象自己的身体变得更加灵活自如。然后，她要求他们通过身体活动来实现这些想象的动作。她表示，要改变行为，就必须改变隐喻："在我们的研究中，我们发现，那些能为身体艺术和状态提供个性化表达的隐喻，通常能为我们提供充满情感的意象，创造出我们与内在身体意象对话的渠道。"

在工作坊或面向个体来访者时，我们经常听到这样的抗议："我不会画画！"但实际上完成本章提到的艺术作品，并不需要具备任何艺术能力。在一场博士生入学座谈会上，我们演示了视觉转换法，一位盲人学生拒绝参与练习。但她随后改变了主意，表示尽管之前从未尝试过艺术项目，但她愿意试一试。起初，她请一位团体带领者协助她。她摆出姿势拍照：第一张照片传达了她进入研究生项目时的感受，第二张照片传达了她希望毕业时的感受。团体带领者帮她把照片剪下来。她摸到照片的边缘后，告诉团体带领者她想把照片放在哪里，然后将照片粘贴在海报纸上。她选择了自己喜欢的颜色，并说明了每张照片要使用的图案，这些图像令人印象深刻。更重要的是，她觉得自己在克服自身障碍方面又取得了一次胜利。她现在成了一名艺术家。

在一次名为"医疗保健中的幽默"的工作坊里，团体成员被要求识别出阻碍他们充分享受生活的个人束缚或心理困扰。视觉转换技术被用来帮助参与者突破这些限制。在第一张静态照片中，小组成员被要求展示最束缚他们的心理困扰。这些束缚包括"自我要求"，如追求完美的需要、设定界限、总是想掌控一切、避免失败（或反过来说，逃避成功），以及取悦他人等

照片艺术治疗

（O'Connell, 1982）。

团体成员讨论了阻碍他们生活方式的个人束缚。随后，成员们邀请组内的其他人帮助他们找到幽默的方式来改变或克服这些束缚。第二张静态照片捕捉了团体成员以幽默的方式克服束缚的画面。工作坊成员发现，治疗也可以是有趣的，嘲笑自己的束缚能帮助他们消除自我施加的限制。

"视觉转换"似乎是一个强大的变革隐喻，它将静态照片、艺术、冥想、录像回放和团体互动结合在一个项目中。作为一种治疗方法，它既可用于团体治疗，也可用于个体治疗。科比特已成功将该方法应用于儿童的持续治疗，本书两位作者也都曾将其应用于成年人。事实上，一些画自画像有困难的孩子发现，这种静态照片的方法既准确又刺激有趣。

虽然团体规模显然会受到可用房间面积的限制，但没有哪个特定的团体规模比其他团体规模更可取。时间也会带来明显的限制。我们发现，14～18人的团体，每次会面的理想时间是3小时。如果时间更短或人数更多，节奏就不会那么悠闲，对个体的关注度也会降低。

这种特定的技术是对抗性的，应像其他对抗性治疗方法一样谨慎使用。对于边界脆弱、弥散的人，在接受包括视觉转换在内的任何对抗性团体治疗之前或期间，都需要支持性的个体治疗。

伴侣视觉转换

我们为伴侣或伴侣团体引入了一种视觉转换团体的变式。这里的伴侣通常是夫妻，但也可以是伙伴、恋人或朋友。首先，每对伴侣都要完成"在我与他人的关系中，我是谁？"这一练习，具体如第 2 章所述。他们在练习中作为合作伙伴一同工作，互相帮助并互相拍照。完成这个练习后，这对伴侣会被要求特别关注那些描绘与伴侣有相同性别的其他人关系的艺术作品。这种对其他男性或女性的基本态度构成了他们伴侣关系的背景。如果一个男人基本不信任女人，那么这种基本的不信任就会成为他与妻子关系的背景。无论其他情况如何，也不管她的行为如何，他都有可能不信任她。

下一阶段，伴侣要用自己的照片在一张海报纸上展示他们的关系。他们最初的冲动可能是想一起合影，但我们并不鼓励他们这样做。如果伴侣不是一起摆姿势，而是分别摆姿势，那么这将更具启发性和成效。之后，这两张照片可以按照这对伴侣能达成一致的任何方式结合在一起，并贴在海报纸上。关于如何将这两张照片结合在一起的讨论和决定是定义他们关系的重要一步。此外，单独的照片还强调了一个重要事实，即这两个人既是一对伴侣，同时也是独立的个体，并且他们永远都是独立的个体。

在治疗师的协助下，通过相互讨论和协商，这对伴侣确定了照片在海报纸上放置的位置。照片的相对位置展示了两人之间的象征性关系。伴侣可以使用其他艺术媒材，如马克笔、丝带、毛线、手工纸等，还可以添加任何他们需要的背景和其他艺术元素来描绘他们的关系。

在这一阶段，治疗师应敏锐地察觉双方关系中的动力变化。

这些动力变化会以无数种方式呈现出来，甚至像颜色选择或位置摆放这样看似简单的事情，对其中一方来说也可能意义非凡。一位参与这项练习的团体成员后来讲述道："发生了一件非常有趣的事情。我刚刚把我的照片放上去，鲍勃就马上开始在它周围涂画，把我完全封闭起来。我感觉自己被困在那个角落里，觉得窒息、孤立无援和被排斥。很有意思的是，在允许别人让我变得痛苦之前，我本来在那个位置感觉还挺舒服的。"通常，参与者当时并不会对搭档说什么。如果治疗师在制作艺术作品时更加警觉，这种导致怨恨的支配／顺从的动力本可以在发生时就得到解决。鲍勃对此茫然不觉，不知道自己做了什么引起他人的怨恨，甚至都不记得这件事了。

治疗师鼓励伴侣双方继续这项练习，直到每个人都对完成的作品感到满意。每次做出修改时，都要提示双方相互解释和讨论这些改变。伴侣完成艺术作品后，他们可以把所有东西粘牢，这样移动作品时，上面的元素就不会移位。

伴侣视觉转换练习的下一阶段是让他们一起完成第二张海报，这次描绘的是他们对未来理想关系的展望。毫无疑问，伴侣对他们关系的未来发展方向可能存在相似之处，也存在差异化的设想。这项练习将帮助他们更清晰地理解这些相似之处和差异之处，并有助于避免未来产生失望和冲突。伴侣们以与第一阶段类似的方式进行艺术创作，讨论并相互解释对海报进行的任何添加或更改。

在两张已经完成的海报面前，团体带领者接下来将指导伴侣们摆出与第一张海报中相同的姿势和代表伴侣关系的身体姿态，并为这个姿态商定起一个作品名字。然后，他们按照《理想》海报中的姿势摆好，并为这个姿势商定一个名字。一对伴侣可以先摆出第一个姿势，大声说出对应的名字，然后摆出第二个姿势，说出那个名字。他们需要关注从"当前"姿势转换到"理想"姿势对身体的要求，并讨论这种转换动作。在整个过程中，治疗师和伴侣们讨论这些动作"此时此地"的体验，并将其与伴侣们"彼时彼地"的现实生活中的关系进行平行对照。正如本章前面讨论的视觉转换团体一样，可以用录像记录这个过程。

第 12 章 团体凝聚力的发展

　　一个团体是如何变得有凝聚力的？团体中发生什么事情，能使成员开始意识到自己是团体的一部分，并开始认同其他团体成员？是什么把一群陌生人变成一个可以相互信任的团体，一个可以分享秘密的团体，一个能够在他人与生活难题作斗争时给予支持和鼓励的团体？

　　在过去十年甚至更久的时间里，我们在照片艺术治疗研讨会和工作坊中，目睹了上述过程自然而然地发生。在过去几年里，我们带领团体的目的在于观察并促进这种团体凝聚过程。

　　根据我们的经验，团体的联结会在不同的时间段发生，并且取决于团体成员和团体体验，但当使用艺术手段时，这种联结似乎发生得更快。表达性艺术治疗似乎能促进并深化团体凝聚力体验，可能是因为它增加了非言语沟通媒介，这在大多数过程团体中是没有的。也可能是因为成员通过动作、照片治疗和艺术进行互动，他们变得不那么拘束了。即使是在训练有素的观察者和有多年临床经验的团体成员眼中，这种团体联结的过程也会因艺术的介入而加快。

　　促进团体成员形成凝聚力有何价值？难道他们不会因此丧失个性吗？许多人从未体验过联结感：这是一个使许多人接受治疗，尤其是团体心理治疗的目标。这种凝聚力或联结感通常在一个人年幼时，在自己的家庭内部或早期人际关系中形成。但如果这个发展阶段被跳过或没有经历过，个体之后仍然会渴望这种联结感。在个体治疗中，移情现象创造或再创造了治愈所需要的联结感。此外，当一个人参与团体治疗时，这种联结也会产生。通常，从未体验过联结感的团体成员在团体中产生联结时会感到兴奋。

我们为促进团体凝聚力而开发的照片艺术治疗模式如下：

1. 自我介绍。当陌生人聚在一起并组成一个团体时，他们首先有必要了解彼此的个性。为此，团体成员可以主动表达希望从工作坊或团体中收获什么。

2. 划分小团体。如果工作坊或团体规模较大，划分小团体就尤为重要。当工作坊或团体的人数超过八个人时，需要分成更小的团体。这可以通过成员们自行选择来完成，或者通过"报数"的方法来完成，即每两人或每三人组成一个小团体。

3. 确定海报主题。在团体范围内开展任务时，成员们需要确定第一张海报的主题。这个过程可能耗时较短，然而对某些团体来说，这可能是一个缓慢、审慎的过程。

4. 拍照。团体成员需要讨论并确定他们的姿势，然后选择一个地点进行拍照。如果天气宜人且条件合适，他们甚至会选择到户外进行这个环节。在一些团体中，成员们会互相帮助和鼓励，以便顺利地摆出姿势。

5. 在海报纸上分配个人空间。团体成员需要围绕他们的海报纸重新集合，并且在海报纸上为自己的照片选择一个位置。此时还不能粘贴照片，因为团体互动很容易导致它们的位置发生改变。

6. 艺术创作。接下来，团体成员需要在他们的海报纸上进行艺术创作，既要考虑对个人照片进行装饰，也要考虑如何创作团体海报主题的背景。他们可以选择用油画棒、马克笔、粉笔、美术纸、丝带和毛线进行艺术创作。

7. 粘贴照片。当团体成员对照片的摆放位置和整体艺术效果感到满意后，他们就可以粘贴照片了。

8. 梳理团体历程。作品创作完成后，团体成员需要梳理自己与整个团体以及团体带领者相处的经历。

9. 心理剧呈现。上述过程完成之后，团体成员还可以考虑进行一场心理剧，要么选取海报的某个方面进行戏剧化呈现，要么对整个海报进行戏剧化呈现。

10. 创作后续海报。一张或多张后续的海报创作能够推动团体的进一步发展。团体成员能借此机会，通过自身照片与其他团体成员进行互动或面对面交流。

1991年1月中旬，我们组建了一个短期体验式团体，以便为这一章节收集实例。这个团体由八人组成：七名女性和一名男性。团体成员中有三名心理学研究生，两名心理健康工作者。所有人都对自我成长、社会交往以及表达性艺术治疗的体验机会感兴趣。所有人都同意发表团体所创作的艺术作品。以下是对这些团体场次的描述，其中，我们特别关注团体凝聚力发展的过程。

1991 年 1 月 15 日，第一次团体治疗

第一次团体治疗开始得较晚。报名参与团体的十一人中，只有八人在下午一点准时到达，这是指定的开始时间。我们给另外三人几分钟的时间，让他们确认建筑和诊所的位置，随后在他们未到的情况下开始了团体治疗。

团体治疗室很小，有一张沙发和几把椅子。团体治疗室的墙上有一面通常用于教学观摩的双向镜，但我们的团体不会使用这面镜子。介绍环节从成员们说出自己的名字开始，然后成员们简短地解释自己想要参与这个体验式团体的原因。

作为团体带领者，我们首先向所有成员解释了本团体的目的：主要是研究团体环境中凝聚力的发展过程，为这一章节收集数据，以及为对这个过程感兴趣的人提供一次团体体验。如果可能的话，我们希望团体成员能参与所有场次，若是因为某些原因不能参与某次团体治疗，希望他们能提前打电话告知。

在介绍照片艺术治疗过程时，我们告知团体成员，他们将两人一组，互相拍照。这些静态照片要表达出成员们初次参与本次团体活动的当下感受。然后，他们要将照片放置到海报纸上，并且根据自己的意愿选择是否裁剪照片。团体成员除了可以进行面对面的互动外，还可以通过海报纸上的照片进行互动。照片可以被移动到不同的位置，直到所有成员对它们在海报纸上的位置感到满意为止。接下来，我们向团体成员提供一些艺术材料（包括油画棒、彩色马克笔、美术纸、手工纸和毛线），这样他们就可以按照自己的意愿来装饰海报纸。

照片艺术治疗

在我们作为带领者发出指导语之后，成员们便开始互相拍照。大多数团体成员在摆姿势时似乎有些紧张，这在一个新组建的团体中是可以预料的。在工作坊中，这种紧张情绪可以通过让团体成员以非言语方式进行自我介绍来缓解。这些非言语介绍有多种形式，比如，简单地绕圈走动并与其他成员进行眼神交流，或者是"自由灵魂"（free spirit）式的介绍，这种方式可能会以翻跟头、舞步或者其他有创造性的自我表达方式来呈现。

当所有照片都拍完之后，团体成员围坐在地板上的海报周围。对于第一张海报，团体成员显然误解了我们的指导语。他们没有把自己的照片贴到海报纸上再在照片周围进行装饰，而是在把照片贴到海报纸之前，先单独在照片周围进行了艺术创作（这种"误解"可能是团体成员避免过早近距离接触的一种呈现）。

在海报纸上选择自己的空间是本次团体的一个重要部分。到底是选择中心位置，还是某个角落呢？是顶部还是底部呢？在我们的团体中，四名成员立刻选择了角落作为自己的空间。团体成员之一的利兹，在参与团体治疗时很谨慎，她花了很长时间才完成那些从照片四周辐射出去的黄色棒状附属物。

玛吉的照片周围有黄色和橙色的薄纸条。她把她的照片放在靠近海报纸底部边缘的地方。当她谈到这个位置时，她说她本来想把它放在中间，但是在短暂尝试了中间的位置后，她放弃了，表示那里感觉不舒服。

劳里（Laurie）在她的照片上加了黄色毛线，并通过把毛线连接到其他人的照片上，与他人建立联系。

丹（Dan）坐在他照片中的样子被拍了下来。他的艺术作品底部有一块黑色区域。团体成员推测这个黑色区域可能是一个基座，或是一个非洲炖锅。

随着团体成员深入交谈，他们开始将自己的照片移动得更靠近彼此。劳里仍然很谨慎，她在海报纸上与团体成员所围成的圈子保留了一点距离。有些成员谈到不想把自己的照片贴上并固定，但是随着本次团体治疗接近尾声，他们把照片定位好并贴在了海报纸上。

玛吉最终把自己定位在海报的中心位置，向其他成员伸出手。成员们注意到所有的照片周围都有某种屏障——既在向外延伸，又在保护自我。安娜（Anna）把自己的照片安放在围绕照片所画的一个瓶子里面。她说将来有一天她可能会从瓶子里出来，那时候她可能会变得更加外向。

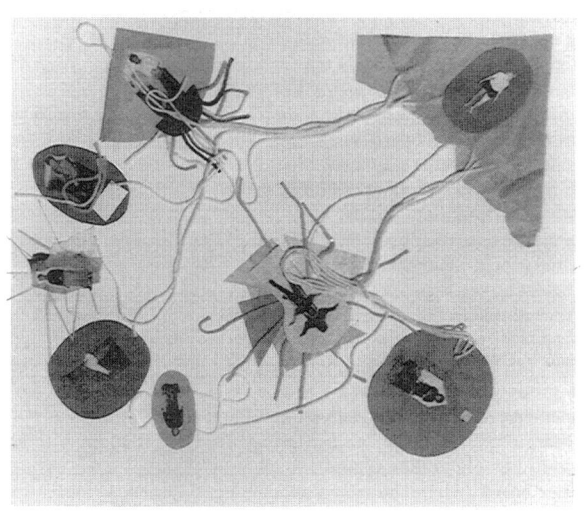

图 12-1　团体初期：成员们各自独立却又相互联系

在本次团体治疗接近尾声时，成员们还讨论了共济会符号（Masonic symbols）以及该组织的保密性。我们可以推测，通过这场讨论，成员们向彼此同时也向带领者传达了一种愿望，即希望团体讨论中提及的个人资料能够被保密。这也可能是团体成员表达他们希望成为一个秘密或神秘团体的愿望的方式。

1991 年 1 月 29 日，第二次团体治疗

今天有七名成员参与本次团体治疗。弗莱里尔把上周的海报放在地板中间，并预计在今天的海报纸上，成员们只要稍微移动一下自己照片的位置。

团体成员先在椅子上默默地看了一会儿海报。詹妮弗说她上周被指导语弄糊涂了。她原以为大家要在进行艺术创作之前先把照片贴到海报纸上。

科比特说："是的，这就是指导语，但团体成员如何去诠释才是最重要的。"

在团体成员犹豫了一阵之后，弗莱里尔为他们准备好了相机。然而，这个团体仍没有着手完成任务。

玛吉最终决定了她想要被拍摄的方式，并催促其他成员开始拍照。

当成员们开始制作海报时，他们似乎比上一次更加隔离或自我保护。而当他们开始把照片贴在海报纸上时，"手"的主题就浮现出来了。这些手既代表了一种保护屏障，也是成员们向彼此伸出援手的象征。

简表示她下周将会缺席，因为她的女儿快要生孩子了。有人建议她提前拍照，这样她就可以在下周加入到团体中。简同意了，并抱着一个"婴儿"（用纸做成的）摆好了姿势。

1991 年 2 月 5 日，第三次团体治疗

今天的团体治疗开始时，成员们观看了之前的两张海报。丹和利兹还没有完全处理好他们上周在团体中的任务，于是他们花时间讨论海报上各自的部分。丹似乎对自己的作品还不太确定，那作品由两只大手组成，每只手都握着他的两个不同阶段，"就像一个水晶球"。

利兹的照片放置在黄色背景上，顶部有一些紫色的纸屑。她对自己作品的联想是：自己并非完全属于这个团体。

玛吉为第三张海报提出了一个"树"的主题。当其他成员问是什么样的树时，她没有给出具体的建议。团体成员都同意从"树"为主题。玛吉剪出树干，然后尝试在海报纸上确定它的位置。她先尝试将其放在海报纸靠下的位置，然后把它抬高到中间的位置。团体成员一致认为树根在海报纸上会很重要。在这周的团体中，我们听到了轻松的谈话，比如："我们是要在藤蔓上荡秋千，还是当猴子呢？"玛吉积极主动，显然在这一时刻，她开始成为团体的带领者。

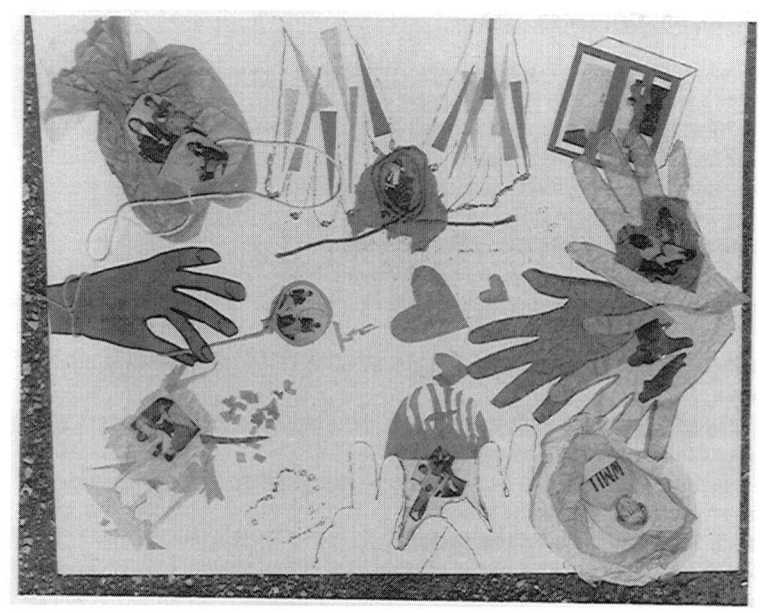

图 12-2　团体成员正在彼此联结

琳达（Linda）提到，她不确定自己在团体里是否是"真实"的，也不确定自己在团体外是否是"真实"的。她感觉到自己这两种人格面具或者说自我的不同方面存在差异。

劳里在本次团体中似乎更加活跃。她对海报的制作过程做了不少贡献，包括用湿纸巾给海报纸中的"天空"和"地面"上色。

琳达把简上周那张抱着一个"婴儿"的照片贴到一个黄色的太阳图案上，并把它放在左上角。有人说，当简不在场的时候，"她离团体很远。"

在这次团体治疗中，安娜始终与团体保持着距离。她说在这个狭小而闷热的房间里感到幽闭、恐惧。实际上，她还一度离开房间去透气。对此，大家讨论过把门打开以便让空气更流通。安

娜把自己的作品放在左下角，在那里她想象自己吊在一棵看起来
快要枯死的树的藤蔓上。丹谈到想从树枝上飞走或者跳下去。玛
吉表示她会抓住他，她提供了他所渴望的安全保障。在这群人
中，象征防御的屏障似乎正在瓦解。

在这次团体治疗中，琳达独立地完成了任务，她从纸上剪下
树叶的形状，最后把树叶加到海报纸上，象征性地融入了这个
团体。

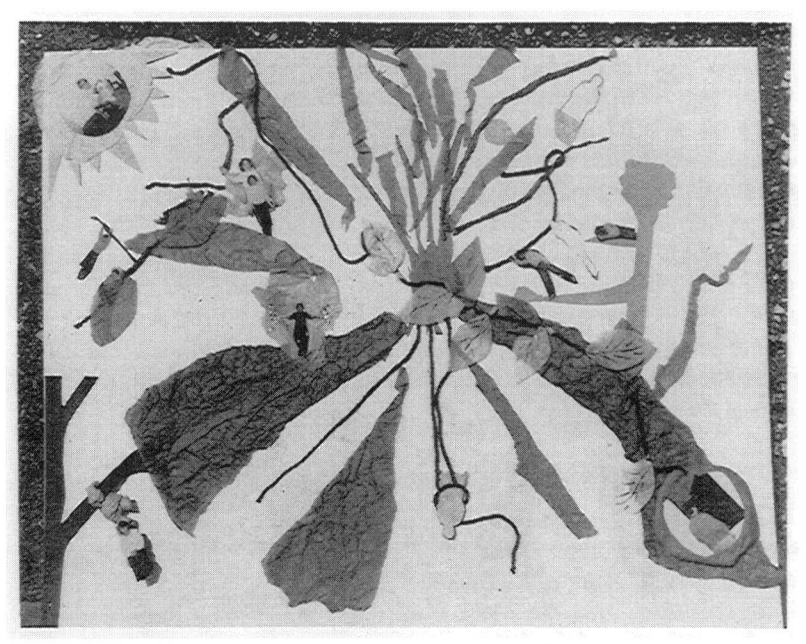

图 12-3　共同的主题——《树》

在团体成员处理他们的《树》（主题海报）之前，本次团体
治疗已经接近尾声了。大家认为五周时间不够，担心这个团体能
否继续进行下去。整个团体治疗已经进行了一半，成员们认为他

们没有足够的时间来完成自己的任务。

1991 年 2 月 12 日，第四次团体治疗

利兹缺席了今天的团体治疗。我们通过观看上周"树"的海报来开启本次团体治疗，让成员们重新熟悉海报上的团体互动情况。当成员们谈及团体组建之初自己所处的位置，以及现在所处的位置时，他们对团体的发展有了新的认识。

我们为第四次团体治疗提出了一个主题——"团体梦境"。我们希望在结构化的框架内尽可能地为成员们提供自由，这样他们就可以自由地幻想关于团体的模样。本次团体治疗从一个接龙故事开始，每位成员都能对这个幻想的故事进行补充或润色。

当成员们开始讨论并分段重构这个梦境故事时，海报纸上充满了节日的气氛。在其中一个片段里，这群人在游乐场里骑着旋转木马。这为他们的海报创作做出了贡献。在幻想的另一个片段中，团体成员围坐在一张桌子旁，全神贯注地交谈。

在梦境的第四部分，成员们增加了一艘船。简来晚了，她表示自己"几乎忘记了本次团体治疗"。她研究了几分钟海报后，决定把自己加到船上。她还邀请团体的其他成员一起"上船"，但其他人都拒绝了。他们表示，希望自己能体会在海报上不同部分的感受。

1991 年 2 月 19 日，第五次团体治疗

本次团体治疗首先聚焦于上周缺席的利兹。利兹似乎不确定

如何能融入团体的梦境故事当中。随后，玛吉主动提出给利兹拍照。利兹摆好坐姿，然后剪出一朵蓝色的云，并把自己的照片放在海报纸顶部附近的云上。

接下来，团体成员决定把他们的照片放在篝火周围。他们似乎都对这一部分的梦境海报感到满意。

随后，琳达给两位带领者拍了照，并把照片剪成圆形，将它们放在洞穴里。其他团体成员评论道，这些照片看起来就像两只从洞穴里往外窥视的眼睛。"两只智慧之眼"——其中一位团体成员评论道。这"两只智慧之眼"可被视为团体对带领者的投射，在制作海报期间，带领者们一直相当低调。

在本次团体治疗的后半段，大家互相开着轻松的玩笑。团体成员讨论了他们的"希望之锚"，他们认为这个锚需要用色彩或者亮晶晶的东西来装饰。

玛吉表示她想要继续进行下一张海报的制作。弗莱里尔回应道，他认为整个团体仅在这一张海报上就有足够多的任务需要完成。

安娜建议团体成员互相拍照，并把这些照片围成一个圆形，或者一个曼陀罗的形状。团体成员讨论了是否应该按照头或脚朝向海报纸中心的方式来放置照片。最后他们决定通过伸出手臂、互相触碰来摆姿势。当他们把照片贴在海报纸上时，这些照片围成了一个圆圈。大家的评论包括：它们"看起来像一个跳伞队"，以及它们"看起来像一个摩天轮"。

琳达把自己做的一个包裹贴上。随后，团体成员讨论了他们分别想要的礼物。琳达表示想要一些爆米花、一杯无糖可乐、几首莫扎特的乐曲和一本好看的小说。玛吉表示跟琳达一样，但是把无糖可乐换成了不含酒精的葡萄酒。

接下来，团体成员将团体中所创作的四张海报排成一排进行比较。他们说，第一张海报中，成员们是受到保护的；第二张海报中，他们开始向彼此伸出象征性的手；在第三张海报中，他们使用了"树"的主题；第四张海报，则描绘了整个团体的梦境故事。

直到团体治疗接近尾声时，团体成员还没做好结束的准备。他们再次提议增加团体次数，或者让团体延续下去。他们表示彼此感觉十分亲近。实际上，在第五次团体治疗之前，他们就已经一起吃过午饭了。利兹建议大家交换姓名和地址，以便保持联系。大多数参与有时间限制的治疗团体的人都会抗拒结束过程，也就是告别的时刻，并且会试图找到让团体延续下去的方法。

在回顾团体发展历程时，我们特别关注了在团体开始时以及整个团体期间所出现的阻抗情绪以及阻抗情绪的消除。团体成员拍照时的肢体语言如何体现他们在团体中的自我防御呢？团体成员对首张海报制作的引导语存在"误解"，而他们在自己照片周围所设置的象征防备的屏障又是怎么回事呢？

我们审视了团体历程中的其他因素，比如，谁在团体中承担带领者角色。过去我们观察到，当团体大多由女性组成、仅有一两名男性时，通常男性会承担或者被"推搡"着进入带领者角色。

显然，丹选择不担任该角色。而玛吉则在大多数情况下承担了带领者的角色。琳达也以自己低调的方式在团体中发挥着影响力。

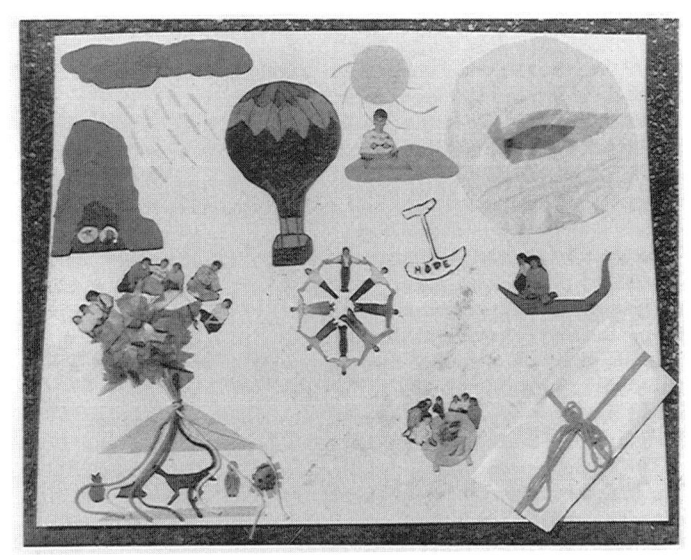

图12-4 第四张也是最后一张团体海报，中间包含所有成员构成的"曼陀罗"

在我们最后的总结中，这个团体是否达到了我们对于发展凝聚力的期望呢？总体而言，这个每周投入一个半小时的团体总共在一起度过了大约七个半小时。在此期间，总体上，团体成员从极具防御性的个体，转变成了更有凝聚力的成员。随着他们分享隐私、交换姓名和地址、设法花更多时间待在一起，甚至要求继续开展团体治疗，一种信任感油然而生。我们认为，自一月中旬初次相聚以来，这八个人在形成团体凝聚力方面已经取得了很大的进步。

第 13 章　团体困境

团体治疗师的噩梦之一就是遇到一个"停滞"的团体，即一个深陷泥沼、毫无治疗成效的团体。停滞团体（the stuck group）的表现包括：1. 团体被一两名成员主导；2. 成员可能纠结于一个不相关或偏离主题的话题；3. 团体中无人发言；4. 成员开始迟到或缺席；5. 成员开始看表或者表现出厌烦；6. 开始形成小团体；7. 成员开始抱怨。

当这些迹象开始浮现时，团体治疗师该怎么做呢？治疗师首先要探究自己对这个团体的个人态度，还要审视团体成员生活中正在发生的事情，这些事情是导致团体缺乏活力的因素。

首先，带领者必须深思熟虑地为团体制订治疗目标，这些目标可作为预防团体紧缩的措施，并且在团体紧缩确切发生时提出有力的解决方案。这些目标包括但不限于：发展团体凝聚力，促进情感宣泄，为摆脱团体的停滞状态制订计划，以及促进团体成员之间的沟通。

作为团体带领者，在帮助停滞的团体摆脱困境时，首先要做的事情之一就是撤掉椅子。围成一圈坐着谈话在这个时候显然不能对团体起作用。所以，如果你受困于这种形式，那就找另一种形式来改变团体的结构。

首先，为了改变形式，你可以向团体成员征求建议。比如，你可以询问如何将抱怨转化为更积极的模式，或者询问成员们过去在个人生活中有过哪些摆脱困境的经历。如果团体成员没有建议，带领者可以提议某种表达性艺术疗法，如心理剧、黏土雕塑、绘画或照片疗法。释梦工作也能提供一种形式上的改变，或者阅读并解读一则童话或一些诗歌也可以。

以照片艺术治疗为例，这种媒介可以为团体成员提供一个新的视角，来观察团体互动以及成员处于何种状况。如果团体成员之间未解决的冲突是造成这种消极氛围的原因，那么照片艺术治疗就可以成为一种安全且有效的方式来帮助成员们相互接触。或者，一名成员可能难以向另一名成员表达自己的性吸引力或亲密感。这时候，海报上静态照片间的互动也许比语言更有说服力。

在开放式团体中，照片艺术治疗练习能够提供界限。它的结构涵盖了时间与空间限制、艺术创作媒材以及海报纸（海报纸是团体界限的一种隐喻）。这种结构提供了安全性，并确保团体成员在组成摄影二人组时，以及之后通过各自的艺术创作相互关联时，能够产生互动。将团体呈现在纸上的过程涉及团体中的所有成员，即使是那些更倾向于自我孤立的成员也包含在内。任何对自我施加的孤立状态的创造性表达，也会成为团体历程的一部分。

在照片艺术治疗练习中，团体带领者承担着引导者的角色，通过引导来提供额外的结构以开启练习，促使团体成员互动并发挥创造力。带领者应尽可能保持低调，从而能让团体自身开展他们的工作。

当团体艺术创作在海报纸上初具雏形时，团体成员可以在海报上移动自己的照片，直至对自己在团体中的位置感到满意为止。基于这个原因，我们在团体对原始海报纸进行处理之前不提供胶水。胶水代表承诺，或者从另一方面来说，它也可以是一种受困的隐喻。当团体成员对自己的那部分海报纸感到完全满意时，他们就可以粘贴图像，对作品进行最后的处理。除非团体成员能够积极地处理他们自己的练习，否则在最后的处理阶段，团体带领者可以再次发挥更积极的作用。

在向心理健康专业群体展示这项团体练习时，我们要求团体成员回想他们自己在带领一个陷入困境的团体时感到不适的时刻，或者他们也可以仅仅想象自己是一个陷入困境的团体的成员。作为一项热身练习，团体成员会首先被引导着摆出能代表他们受困状态的姿势。其中一名团体成员可能会俯卧在地板上，摆出一个无能的团体带领者的姿势，无助地应对团体成员或他自己的消极状态。另一名团体成员可能会摆出被粘在椅子上的姿势，双脚被粘在地板上，双手也被粘在一起——完全消极、毫无防备。

当团体成员确定自己的姿势后，团体的其他成员会为他们拍照，从动觉和视觉上捕捉他们的无力感。随后，当团体成员一起制作第一张海报时，他们能够在无助感方面彼此共情。

第二张海报始于一些"松动"练习，或者可能是一些欢快的音乐，这有助于缓解团体受困时的压抑感。团体成员可能会跟着音乐跺脚甚至跳舞。不出所料，当团体成员设计自己的第二个姿势以及围绕照片进行艺术创作时，他们几乎都变得很轻快。虽然"受困"和"摆脱困境"的姿势都是摆出来的，但是团体成员对他们摆脱困境的姿势、他们的艺术作品以及他们的共同创造力所代表的自由感都做出了强烈的反应。

团体中的阻抗

治疗师在带领团体时面临的较为常见的问题之一，也是团体陷入停滞的一个原因，就是来访者 / 患者的阻抗。这种阻抗可能表现为回避，也可能表现为公然敌对，即来访者 / 患者公然对抗团体带领者或其他团体成员。我们研发出一种用于识别和克服阻抗的照片艺术治疗方法，即让团体成员有意识地表演和表达他们对于加入团体的阻抗。

当团体治疗开始时，成员们思考他们不想参与团体的原因。这些原因可以是真实的，或者，如果他们愿意的话，也可以编造一个原因。接下来，团体成员将他们的阻抗转化为肢体语言并向团体表达自己。首先使用他们的肢体语言，然后向其他团体成员表达他们不想参与团体的原因。这是一种教育模式，让团体成员学会用语言表述问题而非"付诸行动"。

下一步，团体需要构思一座可供全体成员参与创作的团体雕塑，用以呈现每个人的"阻抗"姿势。完成后，这个团体雕塑可以由其中一位带领者拍照。这张照片之后可以成为团体海报的一部分。

接下来，团体成员需要选择一位拍照搭档。相比于与整个团体的成员建立联系，两人一组也许会更让人安心。最常见的做法是选择坐在你旁边的人。在大型工作坊团体中，我们最喜欢的方法是鼓励成员们"成群兜圈"，让他们在房间里自由漫步，直到他们"碰到"另一位搭档。如果团体总人数为奇数，那么其中一个小团体可以由三位成员组成。

拍照搭档首先需要讨论他们呈现在海报上的姿势，然后互相拍照。当成员们考虑姿势、选择拍摄地点并在拍摄过程中互动时，这项活动能够促使他们进行更多的交流。

拍摄完成后，搭档与其他团体成员（通常共计为六到八名成员）聚集在海报纸周围。接下来，团体成员会在海报纸上互动，利用他们的照片和其他艺术媒材来美化或装饰海报纸。成员们最好等到海报创作完成后再把照片贴好。

在我们带领的一个工作坊中，有一位女性参与者进来时非常生气。事情是这样的：我们的教室地点被迫更换了好几次，这让所有相关人员都很沮丧。这位女士等了很久的电梯，在大楼里上上下下，辗转了好几个教室才找到我们。她的愤怒最终引发了她的阻抗。在参与团体治疗期间，她能够看到自己的愤怒对周围的人来说是多么强烈和可怕。当她试图通过自己的艺术创作象征性地与他人接触时，他人总是因为害怕她的愤怒而退缩。而此时，海报纸搭建了一个恰当的平台，让她能够在这个平台上探索并化解自己内心深处的愤怒。

这种方法似乎在很多类型的团体中都能起到作用，且在带领者带领"受限制"的团体时尤其有效：如某些医院治疗项目要求患者必须参与的团体、监狱里的团体、犯罪者团体等。在解决团体成员最初的阻抗时，团体中对立的态度或行为都会被消解，并成为团体历程的一部分。这些阻抗会被讨论，会从动觉上被感知，会通过摄影图像被审视，并且会融入团体艺术创作当中。

　　纵观众多的学习方法，这种应对团体阻抗的学习方法通过调动个体的视觉、听觉和触觉进行自我教育。因此，这种针对个体的学习方法发生在多个不同层面上，成为一种综合性学习。此外，这种学习过程很少像阻抗性团体中经常出现的情况那样痛苦，通常是有趣和令人愉悦的。

第四部分　讨论

在这最后的简短部分中，我们将讨论保密性问题、材料的实际问题、本书中未涉及的其他一些照片艺术治疗、可辨识的趋势以及本书的总结。

由于照片中来访者的面部特征可能被识别出来，因此照片艺术治疗的保密性呈现了一个新的维度。仅仅隐瞒来访者的个人信息是不够的，他们的照片也必须以某种方式得到保护。还有一个有趣的归属权问题。照片归谁所有，是摄影师还是照片中的人？对于初涉照片艺术治疗的治疗师，我们列出了一份开展照片艺术治疗项目所需的基本材料清单。

还有一些颇有意思的照片艺术治疗项目，但通常并不为人所熟知。许多使用照片进行治疗的艺术家和摄影师更愿意从事艺术创作和治疗，而不是撰写文章。第 14 章介绍了一些我们偶然了解到的，以照片艺术治疗为主的项目。第 15 章是对本书的简要总结。

第14章　伦理准则与实践考量因素

保密问题

心理助人工作者，无论是出于职业训练还是个人倾向，对保密及其他伦理问题都十分敏感。美国心理学会和美国艺术治疗协会均有各自的伦理准则，其中都明确包含保密条款。美国心理学会的保密原则如下：

在从事心理工作过程中，保密是心理工作者的首要义务，要尊重从来访者所获得信息的私密性。心理工作者只有在获得来访者或其合法代理人的同意后，或在特殊情况下——即不这样做将会对来访者或他人造成明显危险时，才可将此类信息透露给他人。在恰当的时候，心理工作者会告知来访者有关保密性的法律限制。

　　1. 心理工作者仅在出于专业目的时，方可与案例相关人员讨论在临床或咨询过程中获取的信息，或关于儿童、学生、员工及其他人的评估数据。在进行书面报告和口头报告时，心理工作者应仅呈现与评估目的相关的数据，并尽力避免不必要的隐私泄露。

　　2. 若心理工作者需要在著作、讲座或其他公开会议中呈现从专业工作中获得的个人信息，需事先获得来访者的充分同意，或隐去所有可识别来访者身份的信息。

3. 心理工作者在存储或处理咨询记录或资料时，应采取保密措施。

4. 在与未成年人或其他无法自愿做出知情同意等决定的人士合作时，心理工作者需注意保护这些人的最大利益。

（American Psychological Association Ethics Committee, 1990）

美国艺术治疗协会有以下关于保密原则的规定：

艺术治疗师的首要责任是尊重来访者的隐私，并保护其在临床、研究或教学过程中获得的关于个人或家庭的言语及视觉信息。

1. 信息只能向与案例相关的专业人员透露。书面报告和口头报告仅披露与研究目的相关的数据，并尽量避免不必要的隐私泄露。

2. 艺术治疗师有责任告知来访者有关保密性的限制。

3. 在披露任何数据（含视觉或言语）之前，艺术治疗师需获得相关来访者的书面授权。所有关于个人的身份信息都应被隐去。

4. 当个人或社会面临明显且直接的危险，或根据法律规定必须透露信息时，艺术治疗师可以在未经来访者同意的情况下透露信息。但此类信息仅能向有关专业人员、公共机构或法律规定的其他人透露。

5. 艺术治疗师在存储和处置咨询记录时，应采取保密措施。（American Art Therapy Association Ethics Committee, 1988）

除了保密问题，这两个组织还涉及其他伦理考量，如专业关系和来访者的福祉。美国艺术治疗协会还增加了关于公开使用和复制来访者艺术作品的内容。我们强烈建议所有不熟悉这些规定的读者详细阅读它们。

由于照片和录像会捕捉来访者的面部特征，增加了泄露隐私的可能性，因此仅仅避免泄露可能让来访者被识别的背景信息是不够的。图像本身可能被他人识别，因此，在治疗中使用相机之前，需要采取一些特别的措施。

来访者首先关注的是，照片或录像将被如何处置，以及谁会看到它们。我们会特意与来访者讨论照片或录像的具体处理方式。如果治疗师正在接受督导，且督导者需要查看照片或录像，那么来访者必须知晓并同意这一点。通常，最好让来访者保留包含照片在内的艺术作品或录像，这样就不会出现未经来访者允许而被其他人看到的情况。在个体治疗中，这是可行的，但在团体治疗中，情况就不同了。鉴于照片或录像可能涉及其他团体成员，治疗师最好要么妥善保管好这些资料，要么将其删除或销毁，同时团体成员之间应就资料的处理方式达成明确共识。如果需要将作品用于教学目的（如本书中的情况），则必须在作品出版之前，获得每位出现在图像中的人的书面同意，或应来访者的要求以某种方式对图像进行处理。

一些心理健康机构对于在场所内拍照有明确的规定。休斯敦的一位艺术治疗师被禁止在治疗中使用照片，因为他所在医院有禁止拍摄患者照片的规定。在这种情况下，如果治疗师能充分解释项目内容，可能可以在项目开始前得到病区主管或医院管理部门的许可。大多数人认为摄影只是简单地给患者拍照，而管理人员可能会认为这些照片会被公开展示。如果解释清楚照片将由患者保管，且照片中不会出现其他患者，那么他们对于保密性的担忧就会大大减少。本书讨论的大多数项目中，照片内容都是严格限于个人，没有集体合影。无论如何，在实施此类计划之前，与心理健康管理机构及团体成员讨论照片或录像的使用都是明智之举。

韦泽（Weiser, 1986）曾撰写过一篇关于治疗领域中摄影伦理问题的深度思考之作，着重探讨了照片或底片所有权的归属问题。如果治疗师拥有胶卷和相机，并拍摄了来访者的照片，那么影像的所有权归谁，是治疗师还是来访者？或者，如果情况更复杂，心理健康管理机构拥有相机和胶卷，且治疗师为该机构工作，那么照片的所有权又属于谁？在使用相机进行治疗之前，这些细节必须与来访者及机构管理层进行讨论并达成一致意见。

有些来访者不希望被拍照或录像，这些愿望应得到尊重。在艺术治疗项目中，来访者可以随时通过绘画来代替照片，或者在部分治疗程序中，只选择观察而不积极参与其中。治疗师可以指定不愿意出现在镜头前的来访者为摄影师，这样他们也能参与项目，并在镜头后发挥作用。

在本书涉及的项目中，安全问题似乎并不令人担忧，但有一个安全话题需要提及：即时成像胶片有两层纸，中间夹着显影化学物质。当图像被剪下时，密封的化学物质会释放出来，可能会令手指产生轻微的刺痛感。宝丽来公司警告不要切割胶片，但十年来，在我们使用宝丽来胶片并剪裁图像的过程中，尚未遇到过任何问题。我们建议来访者在处理剪裁过的照片后洗手，并避免让照片或手指接触到眼睛或嘴巴。这个提醒对于幼儿或有严重智力障碍的个体尤为重要。对于这些来访者，不太可能也不建议让他们剪裁照片。

艺术媒材

我们对宝丽来 600 相机颇为满意。它们操作简单，非常结实。我们与儿童一起在海滩上、树林里出游时，以及在其他恶劣条件下都使用过，它们几乎没有出过问题。照片是彩色的，很清晰。拍照后一分钟就能看到显影的照片，这一额外优势至关重要。一台带有内置闪光灯的简易相机价格约为 30 美元，而一台稍微复杂些的相机价格约为 45 美元。我们可以以 15 ~ 18 美元的价格买到促销装的两盒胶片（20 张）。如果难以承受上述金额，不妨考虑向服务机构寻求资助。扶轮社（The Potary Club）曾为我们的一些项目捐赠过胶片，其他服务机构也很可能会积极回应。休斯敦一家非营利心理健康中心就曾成功地从宝丽来公司直接获得了免费的相机和胶片。

照片艺术治疗

　　白色或彩色的海报纸为大多数艺术项目提供了良好的背景。我们常常把海报纸分为两部分，这样，不仅它们的使用寿命延长了一倍，来访者也不必面对那么大一块需要进行艺术填充的空白区域。对于大型团体项目来说，壁画纸或绘图纸是很好的背景材料。

　　治疗师几乎可以使用任何艺术媒材为照片增色。我们喜欢用彩色马克笔、油画棒、卡纸、薄纸以及彩色纱线，而许多治疗师可能想使用丙烯颜料或水性颜料配合画笔。此外，固体胶棒、艺术膏和液体胶水也必不可少。使用彩色卡纸或薄纸以及照片时，存在一个技术问题：如果用液体胶水将照片粘贴在彩色卡纸上，彩色卡纸的颜色会渗透到照片上，这时使用适量的固体胶棒将照片粘贴到彩色卡纸上就可以避免这个问题。

　　新手照片艺术治疗师的快速入门必备清单：

◆ 宝丽来 600 相机及胶片

◆ 白色海报纸

◆ 各种颜色的海报纸，包括黑色

◆ 彩色马克笔

◆ 油画棒

◆ 各种颜色的薄纸，包括黑色和白色

◆ 各种颜色的卡纸，包括黑色和白色

◆ 小盒子（包装用品店出售各种尺寸的盒子。我们喜欢边长大约 20 厘米的正方形盒子。鞋盒或其他小盒子也同

258

样适用。）

◆ 各种颜色的纱线，包括黑色和白色

◆ 各种颜色的丝带，包括黑色和白色

◆ 剪刀

◆ 固体胶

◆ 液体胶

◆ 手工用的糨糊

◆ 闪粉，亮片和彩色羽毛

◆ 铝箔纸

◆ 几本有大量图片的旧杂志

未来趋势及其他可能的应用

本书并没有详尽探讨照片在艺术治疗中的可能性。我们自己也开发或尝试过许多其他项目，其他治疗师也是如此。弗莱里尔和克劳斯（Fryrear & Krauss, 1983）曾指出照片用于治疗的 11 个广泛领域。这 11 个领域分别是：1. 唤起情绪状态；2. 引发言语行为；3. 模仿；4. 技能掌握；5. 促进社会化；6. 创造 / 表达；7. 言语治疗的辅助诊断；8. 来访者与治疗师之间的非言语形式交流；9. 记录变化；10. 延长某些体验；11. 自我面对。如果我们把录像也纳入照片艺术治疗的讨论中，那么这个清单会更长。在本书中，我们重点探讨了照片与其他艺术媒材结合使用的创造性 / 表达性方式。

毫无疑问，艺术治疗作为一种治疗手段正迎来一波热潮。仅

照片艺术治疗

在过去的几年里，艺术治疗师已经被认可为具有独特资质的专业人员，并拥有自己的认证标准。当然，将照片和影像融入艺术治疗是一项规模更小、专业性更强的工作，但这种专业形式似乎也越来越精密、复杂，越来越受欢迎。

通常，美国艺术治疗协会会在其年度全国性会议中安排一场或多场关于照片或影像治疗的专题分论坛。

在本章中，我们仅简要提及几种处于起步阶段或不适合作为本书完整章节呈现的治疗方法，而不深入讨论细节。

在儿童虐待领域，迫切需要创新的治疗方法。受虐儿童、有虐待行为的成年人和儿时受过虐待的成年人，都需要帮助。像第10 章中的朱迪思一样，虐待事件的成年幸存者受到了更多的关注。虐待儿童的成年人则往往是法律或保护机构的关注焦点，而受保护的儿童却在关注范围之外。他们通常被儿童保护服务机构安置在集体之家或寄养家庭中。

生活在寄养家庭或其他远离自己家庭的环境中的儿童，可能避开了施虐的家庭成员，但往往也因这种安排而觉得自己是受害者。他们被迫远离自己的朋友、学校和宠物，有时甚至与兄弟姐妹和其他亲人分离。这些儿童会觉得这种保护是一种惩罚，他们还觉得自己在某种程度上要为所处的困境负责，并经常感到愤怒和不被理解。他们对未来感到忧虑，可能会觉得疏离和孤独。他们自尊心低，缺乏自信，无法看到自己的优点。

弗莱里尔和普赖斯（Fryrear & Price, 1991）开发了一个艺术治疗项目，以帮助儿童更顺利地过渡到保护性照顾环境中。该项目为期 7 周，每周进行一到两小时的活动，内容包括照片和录像，以及绘画、涂色和讨论。该项目的直接目标包括：1. 让儿童讲述自己的经历；2. 帮助儿童正确看待当前受保护的状况；3. 帮助儿童认识到自己没有过错；4. 帮助儿童认识到自己有一个支持团体；5. 帮助儿童看到自己的优点。该项目的总体目标是确保寄养安排取得成功。与整个保护性照顾系统一致，该项目的长期目标是打破虐待的代际传递。该项目面向六至十六岁的儿童，以五六人为一组的小团体形式开展。以下是其简要大纲。

第一期："这是我的故事。"儿童制作一张海报，描述他们当前的处境及开始接受保护性照顾的情况，并向团体成员讲述。海报中包含一张他们自己的宝丽来照片，照片中的姿势由儿童自己决定，照片由他们用彩色马克笔进行装饰。

第二期："这不是一朝一夕发生的。"孩子们在一张海报纸上画出他们遭遇过的三件坏事，并向团体成员讲述这些事情。

第三期："这不是我的错。"孩子们使用第二期的海报纸，为每个负面经历各写一句话。然后，以访谈节目的形式给孩子们录像，团体带领者担任节目主持人，展示儿童的画作并读出这些句子。主持人在每次朗读后进行评论，指出本该是成年人控制自己的行为，并进行"这不是你的错"的陈述。全体成员齐声回应："这不是我的错。"在最近的一个团体中，我们把谈话节目改成了一个音乐剧，孩子们写的句子成了一首歌曲的歌词，副歌部分是："这不是我的错，我不该受到责备。"孩子们对这个项目非常热情。

第四期："事情并不全是糟糕的。"孩子们在一块海报纸上画出他们经历过的三件好事，并向团体介绍他们的海报。

第五期："我并不孤单。"在一张画有人物轮廓的纸上，每个孩子把自己的照片贴在中间，然后画出并写上支持他们的人的面孔和名字，比如同学、亲戚、老师、团体带领者和寄养父母等。

第六期："我具备所需的一切。"每个孩子在一张预先剪好的海报纸上制作一个徽章，写出他们的优点和一句积极的座右铭。

第七期：孩子们和所有的寄养父母聚在一起，儿童向寄养父母展示他们在过去六期团体中做的所有工作。

截至目前（1991 年 9 月），普赖斯已经使用该项目带领了两次儿童团体，我们正与另一名治疗师开始第三次。团体体验似乎对孩子们非常有帮助。

鲍威尔和法赫蒂（Powell & Faherty, 1990）报告了一项为期20 周的艺术治疗项目，旨在治疗遭受性虐待的儿童。他们没有使用照片，但有几场活动使用了录像，包括播放教育录像带和由团体成员制作的录像短剧。

雅各布斯（Jacobs, 1991）与遭受性虐待的少女工作，用复印机将她们的宝丽来自拍照片放大 200 倍。放大后的图像被粘贴在硬纸板上，并加上底座。女孩们还会用纸板制作另外两个形象，分别是施害者和保护者。从杂志上剪下来的男性照片被用作施害者的形象，而保护者则使用女孩们自己的照片。女孩们会给这些图像"穿"上用杂志剪成的纸衣服，并围观由受害者、施害者和保护者构成的三角形关系，进行表演并讨论剧情。

弗莱里尔和史蒂芬斯（Fryrear & Stephens, 1988, 1990）研发

并测试了一项录像艺术治疗项目。在该项目中，录像成为治疗不可或缺的一部分，而不仅仅是辅助工具。正如我们在引言中提到的，录像在治疗中被大量使用，但很少作为艺术治疗项目的一部分。

来访者会得到一些艺术媒材，比如海报纸、彩色卡纸、薄纸、马克笔、羽毛、亮片、彩色纱线、剪刀和胶水。然后，治疗师指导他们制作一个面具。面具虽然常被用来表达来访者的外在形象（人格面具），但也会透露一个人的隐私或无意识的幻想。制作面具这一任务具有模糊性，制作者的个性会被投射到面具上，就像根据主题统觉测试卡（Thematic Apperception Test Plate）讲故事，或是对罗夏墨迹测验（Rorschach Inkblot Test）的反应一样。经研究证实的一个假设是，来访者会将一部分尚未很好整合的、或是他们不接受甚至否认的个性部分投射到面具上。

面具制作完成后，来访者可以选择戴上它，或将其举在面前，然后看向摄像机。他们会根据提示卡说出一系列预设的陈述或问题。之后，来访者会摘下面具，观看戴着面具的录像回放，并对那些陈述或问题作出回应。这会在来访者和由面具所象征的人格层面之间形成对话。对话的目的是将面具所代表的、被投射出来的人格部分与其他人格进行整合。在荣格的理论框架中，来访者正试图实现个性化，或是整合这些无意识的或被否认的投射。

提示卡上写着一系列陈述或问题，旨在以循序渐进的方式促进整合或个性化，从意识化到接受，再到整合。促进意识化的问题或陈述如下：

> "你了解我，我是谁？告诉我关于我自己的事情。"
>
> "我们之前见过吗？如果见过，是在哪里？"
>
> "既然你看到了我，也听到了我，我是你期待的样子吗？你感到惊讶吗？"

为了促进接纳，可以这样提问：

> "你在创造我时，我意识到你有一些重要的想法。提醒我那些想法是什么。"
>
> "我喜欢我的颜色。你为什么选择这些特定的颜色？"
>
> "我喜欢我的形状。告诉我关于形状的事情。"

为了促进融合，可以这样提问：

> "我能为你做什么？"
>
> "你能为我做什么？"
>
> "我们需要对方时，如何找到彼此？"

录像艺术治疗项目可以单独进行，也可以以团体形式开展。该方案曾对多名来访者和 8 个团体实施干预研究，普遍取得了显著的效果。欣茨和拉格斯德尔（Hinz & Ragsdell, 1990）曾将该项目应用于一组神经性贪食症女性患者，但该团体成员流失率较高。与任何创新项目一样，还需要开展更多的研究，以确定如何最好地实施该项目并明确其适用人群。

一般来说，照片和视频图像具有较强的"对抗性"。因此，在使用这类媒介时必须谨慎，并审慎对待来访者"看到自己的形象"可能产生的影响。精神障碍患者对这种对抗性尤其敏感，因此不适合参与本书中介绍的项目。然而，哈里奇（Hartwich，1986、1987、1989、1990）及其同事在将录像运用于精神分裂症患者的治疗方面进行了开创性尝试，并取得了一定的成功。他们的基本方法是，首先为患者录制一段影像，再录制患者观看自己影像时的反应。随后将第二段影像作为患者和治疗师讨论的焦点素材。哈里奇建议将自我观看的片段时长控制在 15～30 秒，避免过度刺激。严格来说，这种方法不属于艺术治疗，但确实涉及视觉图像的使用。

鲍恩（Bowen，1990）在亚利桑那州马里科帕县一家日间治疗中心的艺术项目中运用了照片。该治疗中心的患者都是精神障碍患者，其中一些患有严重的精神疾病。在该项目中，鲍恩让患者自己拍摄并冲洗照片。他认为，摄影课程有助于患者做出决定、解决问题，并变得更加有现实导向性。

我们尚未详细讨论过家庭照片艺术治疗。科比特曾将视觉转换团体（见第 11 章）应用于以家庭为单位的团体。家庭成员使用自己的照片制作一张海报，用以展示家庭中的功能失调关系。然后，他们再制作第二张海报，展示自己在某种理想家庭结构中的照片。两张海报都由家庭成员共同制作，这引发了大量的讨论，揭示出家庭动力。

家庭照片艺术治疗的另一种可能是，让家庭成员选择萨提亚（Satir）沟通姿态（指责型、超理智型、讨好型、打岔型和表里一致型）中的一种，并摆出相应的姿势拍照。然后，可以像本书中描述的其他项目一样使用这张照片。家庭成员还可以使用这些照片制作一张全家福海报，就像在关于团体凝聚力的章节（见第12章）中介绍的那样。我们尚未将这种技术应用于家庭，但考克斯（Cox，1991）曾提出这种方法，并尝试让实习治疗师扮演家庭成员进行拍摄。

丹佛的摄影师兼治疗师凯蒂·塔塔科夫（Tartakoff，1991）正在利用摄影记录工作簿帮助儿童应对危及生命的疾病和创伤。她设计了两本工作簿，分别是《我与荒诞之疾的共舞》和《我的生活日记》。这些工作簿中既有孩子们拍摄的照片，也有以这些孩子为拍摄对象的宝丽来照片，记录了他们与疾病作斗争、走向死亡的过程以及对康复的希望。工作簿中还包括创意活动，涉及自我认知、家人朋友、快乐、悲伤、恐惧、愤怒和自豪等情绪，以及孩子们对疾病和医疗程序的理解。这些日记任务使孩子们能够通过照片、写作、绘画和剪贴画等媒介表达真实想法。癌症患者、艾滋病患者和烧伤患者都参与了塔塔科夫的项目。她成立了一家非营利机构，以进一步推动这些项目的发展。如有需要，可通过以下方式联系她：儿童遗产基金会，邮政信箱 300305，丹佛，科罗拉多州 80203（The Children's Legacy Foundation, P.O. Box

300305, Denver, Colorado 80203 ）。

　　还有一位值得我们提及的人物是朱迪·韦泽（Judy Weiser）。韦泽在温哥华创立了照片治疗中心，在那里她培训治疗师如何使用照片进行治疗，并亲自开展治疗实践。她开发了许多技术，并在一本书中对这些技术进行了描述。照片的一种特别有趣的用法与罗夏墨迹测验或主题统觉测验类似。韦泽的办公室墙上挂着一系列照片，她让来访者对照片作出回应，选出最能唤起其情绪反应或最感兴趣的一张。然后，她会问来访者一系列有关照片的问题，帮助来访者将与自己的人格相关议题投射到情境中。

　　总之，使用即时照片和艺术作为媒介的治疗方法有趣且新颖，我们预计未来几年会有更多疗法被开发出来。

第 15 章　总结与结论

多年来，我们越来越坚信，即时照片与其他艺术媒介的结合是一种强大的治疗联盟。在本书中，我们试图通过详细实例展示如何以治疗的方式将这些媒介结合起来，并尝试从荣格的分析心理学理论视角为这种治疗提供理论支撑。我们希望读者在阅读本书后，能够掌握几种新的治疗方法，并理解这些方法为何能够帮助来访者。

荣格认为，为了实现自性化和超越，我们必须更加了解自己，尤其是要深入了解自己的无意识动力，这一观点在我们的工作中占据重要地位。在本书的第一部分"自性领悟"中，我们强调了了解自己的重要性，既要了解自己有意识的显性动机和特质，也要了解自己的无意识人格。我们详细介绍了如何理解自己与自然、他人以及自身的关系。

在美国，大约 75% 的人口居住在仅占国土面积 3% 的土地上。换句话说，我们大多生活在城市中。作为城市居民，我们已经失去了与自然的许多联结，但并没有失去对自然的本能向往。在第 1 章中，我们提出了利用照片和艺术媒介重新建立这些联结的观点。

毫无疑问，我们是社会性生物。在美国的城市，每平方英里（1 平方英里约为 2.59 平方千米）平均居住着 2000 人。在这种拥挤的环境中，我们必须学会和睦相处。与他人和平共处的核心在于我们了解自己的能力。自性领悟必须包括我们对他人所持的基本态度。荣格关于外倾和内倾以及阿尼玛和阿尼姆斯的理论概念与这种能力密切相关，而阿德勒关于社会兴趣和追求优越的概念也是如此。本书第 2 章专门探讨了照片艺术治疗在理解人际关系中的应用。

理解我们与自身的关系，意味着要理解人格面具——我们向世界展示的那层面具。为了在与自身相处时感到真正的舒适，我们需要抛弃人格面具，并愿意冒着向他人展示真实自我的风险。本书第 3 章主要涉及人格面具以及我们称之为"自画像盒子"的技术，该技术探讨了我们所展示的人格面具以及我们隐藏起来的人格。

自性领悟还意味着更加熟悉并适应我们人格的阴影面——这是大多数人几乎无法察觉到的人格部分。关键在于，如果我们不了解自己，那么我们就注定会被无意识的阴影力量所驱使，而这些力量可能并不完全符合我们的整体利益。我们对自己了解得越多，就越能摆脱阴影的"暴政"。本书第 4 章包含了面对和理解阴影的理论依据和方法。

自性领悟还包括深入研究荣格的原型概念，即他提出的作为行为基础的潜在集体倾向。原型在艺术作品、童话故事和民间传说中最为显著。我们在研究原型的过程中大量使用童话故事，并结合即时照片和其他艺术媒材。通过即时照片将自己融入童话故事的插图中，可以让人从视觉上体验成为故事中原型的一部分。

第 5 章讨论了照片艺术治疗和原型。

　　任何一本自称涉及分析心理学理论的书，如果不讨论梦境，都是不完整的。在第 6 章中，我们不仅讨论了梦境，还就如何通过荣格的积极想象法将梦境延续下去给出了具体指导，以尝试澄清构成梦境的无意识动力。积极想象法结合照片艺术治疗，可以帮助人们更好地理解梦境并超越梦境。

　　在本书的第二部分，我们用四章内容详细阐述了处理精神病理性症状的具体方法和理论依据。我们讨论了恐惧、冲突、抑郁以及对儿童虐待所造成的影响的治疗。

　　第 7 章专门讨论如何处理恐惧，虽然主要涉及针对儿童的工作，但其中的许多方法也适用于成年人。我们还引入了与沙盘游戏疗法相结合的照片艺术治疗。

　　心理内在冲突可以通过照片艺术治疗来解决。来访者通过摆出代表冲突双方的姿势进行拍照，这样可以直观地看到冲突，并参考这些艺术作品来寻求解决办法。第 8 章讨论了这种解决冲突的方法。

　　在第 9 章中，我们尝试将荣格的分析理论与贝克关于抑郁的认知理论及其治疗方法结合起来。具体而言，我们提出，认知不仅仅是言语性的，也是视觉性的，并且视觉元素可以与言语元素以富有创造性和治疗性的方式结合起来。

　　在第 10 章中，我们报告了一个女性案例，她利用照片艺术治疗治愈了受伤的内在小孩。通过我们在前几章中详细阐述的几种方法，这位来访者对她所遭受的虐待有了新的认识，并且慷慨而勇敢地分享了她的艺术作品及相关评论。

第三部分"团体治疗"包含关于团体工作的三章内容。第 10 章描述了作者开发的一种多模态艺术团体治疗方法，作者将其命名为"视觉转换"。该方法包括照片、录像、动作、艺术、冥想和讨论。第 11 章和第 12 章探讨了团体凝聚力发展以及应对团体停滞这两个众所周知的问题，并为这两个问题提出了照片艺术治疗的解决方案。

在第 14 章中，我们提醒读者注意保密性问题。当治疗师使用照片或录像时，保密性问题尤为重要，因为人们可能会认出来访者的面孔。在第 14 章中，我们还列出了一些照片艺术治疗所需的艺术媒材，并简要讨论了我们所了解的其他几种极富吸引力却难以归类到其他章节的照片及录像艺术治疗。

总之，照片作为一种艺术治疗媒介具有诸多优势，尤其当它与其他艺术媒介相结合时更是如此。图像几乎是即时呈现的，而且完全不需要任何艺术技能就可以拍摄。宝丽来相机易于使用，来访者能够以我们讨论过的多种创造性的方式使用自己拍摄的或被他人拍摄的照片。我们计划继续探索使用这一媒介的新方法，并且相信其他人也将如此。我们期待看到超乎想象的新观点。

REFERENCES

Adler, G. (1948) . *Studies in analytical psychology*. New York: W. W. Norton.

Afanasev, A. (1973) . *Russian fairy tales*. New York: Pantheon Books.

Alger, I. and Hogan, P. (1967) . The Use of Videotape Recordings in Conjoint Marital therapy. *American Journal of Psychiatry*, 123, 1425–1430.

American Art Therapy Association Ethics Committee (1988) . Ethical Standards for Art Therapists. *American Art Therapy Association Newsletter*, Vol. XX, No.4, 15–16.

American Psychiatric Association (1987) . *Diagnostic and Statistical Manual of Mental Disorders – Third Edition – Revised*.

American Psychological Association Ethics Committee (1990) . Ethical Principles of Psychologists (Amended June 2, 1989) . *American Psychologist*, Vol. 45, No.3, 390–395.

Beck, A. T. (1967) . *Depression: Causes and treatment*. Philadelphia: University of Pennsylvania Press.

Beck, A. T. (1976) . *Cognitive therapy and emotional disorders*. New York: International Universities Press.

Beck, A. T., Rush, A. J., Shaw, B. F., and Emery, G. (1979) . *Cognitive theory of depression*. New York: Guilford Press.

Berger, M. M. (Ed.) (1978) . *Videotape techniques in psychiatric training and treatment, Rev. Ed.*, New York: Brunner/Mazel.

REFERENCES

Bowen, R. (1990) . Personal Communication.

Bradway, K. (1982) Gender Identity and Gender Roles: Their Place in Analytic Practice. In M. Stein (Ed.) *Jungian analysis*. LaSalle, IL: Open Court.

Breuer, J. and Freud, S. (1895) . *Studien uber hysteric* (Leipzig and Vienna. Translated as *Studies in Hysteria*. New York, 1936 and 1947.

Briggs, K. C. and Myers, I. B. (1977) *Myers–Briggs Type Indicator*. Palo Alto, CA: Consulting Psychologists Press.

Buchalter–Katz, S. (1989) . "Barrier" drawings for depressed patients. In H. Wadeson, J. Durkin and D. Perach (Eds.) *Advances in art therapy*. New York: John Wiley.

Cohen, F. and Phelps, R. (1985) . Incest Markers in Children's Artwork. *The Arts in Psychotherapy*, Vol. 12, pp. 265–283.

Corbit, I. (1985) . *Veterans's nightmares: Trauma, treatment, truce*. Unpublished Doctoral dissertation. Ann Arbor, MI: University Microfilms, Inc.

Cornelison, F. and Arsenian, J. (1960) . A Study of the Responses of Psychotic Patients to Photographic Self–image Experience. *Psychiatric Quarterly*, 34, 1–8.

Cox, K. (1991) . Personal Communication.

Dollard, J. and Miller, N. E. (1950) . *Personality and psychotherapy: An analysis in terms of learning, thinking, and culture*. New York: McGraw–Hill.

Edinger, E. (1972) . *Ego and archetypes*. New York: G. P. Putnam's Sons for the C. G. Jung Foundation for Analytical Psychology.

Erickson, M. (1980) . *The collected papers of Milton H. Erickson on hypnosis*. E. L. Rossi (Ed.) . New York: Irvington.

Fisher, S. and Greenberg, R. (Eds.)(1978) . *The scientific evaluation of Freud's theories and therapy*. New York: Basic Books.

Fleshman, B. and Fryrear, J. L. (1981) . *The Arts in Therapy*. Chicago: Nelson–Hall.

Frey–Rohn, L. (1967) . *Evil*. Evanston, IL: Northwestern University Press.

Fry, R. T. (1974) . *Teaching active imagination meditation*. Unpublished doctoral dissertation. Laurence University California, Goleta, California.

Fryrear, J. L. and Fleshman, B. (1981) . *Videotherapy in mental health*. Springfield, IL.: Charles C Thomas.

Fryrear, J. L. and Corbit, I. E. (1989) . Visual Transitions: Metaphor for Change. In H. Wadeson, J. Durkin, and D. Perach (Eds.) *Advances in art therapy*. New York: John Wiley.

Fryrear, J. L. and Krauss, D. A. (1983) . Phototherapy Introduction and Overview. In D. A. Krauss and J. L. Fryrear (Eds.) . *Phototherapy in mental health*. Springfield, IL: Charles C Thomas.

Fryrear, J. L. and Price, K. (1991) . "An art therapy transition program for children in protective care." Paper presented at "Current issues in mental health" conference, University of Houston–Clear Lake, Houston, Tx.

Fryrear, J. L. and Stephens, B. (1988) . Group Psychotherapy using Masks and Video to Facilitate Intrapersonal Communication. *The Arts in Psychotherapy*. Vol. 15, 227–234.

Fryrear, J. L. and Stephens, B. (1990) . Response to Hinz and Ragsdell. *The Arts in Psychotherapy*. Vol. 17, No.3, 263–264.

Gad, I. "Beauty and the Beast" and "The wonderful sheep:" The Couple in Fairy Tales: When Father's Daughter meets Mother's Son. In M. Stein and L. Corbett (Eds) , *Psyche's stories: Modern Jungian interpretations of fairy tales*. Wilmette, IL: Chiron Publications.

Greene, T. A. (1982) . Group Therapy and Analysis. In M. Stein (Ed.) , *Jungian analysis*. La Salle, IL: Open Court.

Hall, J. (1977) . *Clinical uses of dreams: Jungian interpretations and enactments*. New York: Grune and Stratton.

Hall, J. (1982) . Dream Interpretation in analysis. In M. Stein (Ed.) , *Jungian analysis*. La Salle, IL: Open Court.

Hall, J. (1983) . *Jungian dream interpretation*. Toronto: Inner City Books.

Hall, J. (1986) . *The Jungian experience: Analysis and individuation*. Toronto: Inner City Books.

Hall, J. (1990) . Presentation at International C. G. Jung Conference, Houston, Texas.

Hall, J. (1991) . *Patterns of dreaming: Jungian techniques in theory and practice*. Boston and London: Shambhala.

Hartwich, P. (1986) . Audiovisuelle Verfahren. In Chr. Muller, (Ed.) , *Lexikon der perchiatrie*. Berlin, Heidelberg, New York: Springer.

Hartwich, P. (1987) . Schizophrenien: Kognitive Gesichtspunkte. In K. P. Kisker, (Ed.) , *Psychiatrie der Gegenwart*. Berlin, Heidelberg, New York: Springer.

Hartwich, P. (1989) "Audiovisual self–viewing experience in the therapy of schizophrenics." VIII World Congress of Psychiatry. Athens.

Hartwich, P. (1990) . "Psychiatry in the treatment of schizophrenia with drawings and video–mirroring." International C. G. Jung Conference, Houston, Texas.

Heilveil, I. (1983) . *Video in mental health practice: An activities handbook.* New York: Springer.

Hillman, J. (1975) . *Re-visioning psychology.* New York: Harper and Row.

Hillman, J. (1983) . *Healing fiction.* Barrytown, NY: Station Hill.

Hinz, L. D. and Ragsdell, V. (1990) . Brief Report: Using Masks and Video in Group Psychotherapy with Bulimics. *The Arts in Psychotherapy.* Vol. 17, No.3, 259–262.

Houston, J. (1982) . *The possible human.* Los Angeles: J.P. Tarcher, Inc.

Jacobs, S. (1991) . Personal Communication.

Johnston, J. (1978) . Elements of Senoi Dreaming Applied in a Western Culture. *Sundance Community Dream Journal*, 2:1, pp. 50–61.

Jung, C. G. (1964) . *Man and his symbols.* London: Aldus Books.

Jung, C. G. (1953) . *Two essays on analytical psychology.* Collected Works, Vol. 7. Bollingen Series XX. Pantheon Books. Princeton University Press.

Jung, C. G. (1960) . *The structure and dynamics of the psyche.* Collected Works, Vol. 8. Bollingen Series XX. Pantheon Books. Princeton University Press.

Jung, C. G. (1959) . *The archetypes and the collective unconscious.* Collected Works, Vol. 9, Part 1. Bollingen Series XX. Pantheon Books. Princeton University Press.

Jung, C. G. (1964) . *Civilization in transition.* Collected Works, Vol. 10. Bollingen Series XX. Pantheon Books. Princeton University Press.

Jung, C. G. (1963) . *Mysterium coniunctionis.* Collected Works, Vol. 14. Bollingen Series XX. Pantheon Books. Princeton University Press.

REFERENCES

Jung, C. G. (1966) . *The spirit in man, art and literature*. Collected Works, Vol. 15. Bollingen Series XX. Pantheon Books. Princeton University Press.

Jung, C. G. (1954, 1966) . *The practice of psychotherapy, 2nd. Edition*. Collected Works, Vol. 16. Bollingen Series XX. Pantheon Books. Princeton University Press.

Jung, C. G. (1955) . *The symbolic life*. Collected Works, Vol. 18. Bollingen Series XX. Pantheon Books. Princeton University Press.

Kalff, D. M. (1980) . *Sandplay: A psychotherapeutic approach to the psyche*. Santa Monica, CA: Sigo Press.

Kaplan–Williams, S. (1985) . *The Jungian–Senoi dreamwork manual*. Berkeley, CA: Journey Press.

Keeney, B. P. (1983) . *Aesthetics of change*. New York: The Guilford Press.

Kelsey, M. (1978) . *Dreams: A way to listen to God*. New York: Paulist Press.

Keyes, M. F. (1974) . *The inward journey: Art as therapy for you*. Millbrae, CA: Celestial Arts.

Krauss, D. and Fryrear, J. L. (1983) . *Phototherapy in mental health*. Springfield, IL: Charles C Thomas.

Lambert, M. (1988) . Personal Communication.

McNiff, S. (1987) . Pantheon of Creative Arts Therapies: An Integrative Image of the Profession. *Journal of Integrative and Eclectic Therapy*. 6 (3) ,259–281.

McNiff, S. (1990) . Hillman's Aesthetic Psychology. *The Canadian Art Therapy Association Journal*. Vol. 5, 1.

Melnechuk, T. (1983) . The Dream Machine. *Psychology Today*.

November.

O'Connell, W. E. (1981) . *Essential readings in natural high actualization*. Chicago: North American Graphics. 1982.

Powell, L. and Faherty, S. L. (1990) . Treating Sexually Abused Latency Age Girls. *The Arts in Psychotherapy*. Vol. 17, No.1, 35–48.

Roberts, J. and Pines, M. (1991) . *The practice ofgroup analysis*. New York: Tavistock/ Routledge.

Roberts, R. (1983) . *Tales for Jung folk*. San Anselmo, CA: Vernal Equinox Press.

Rogers, C. (1951) . *Client–centered therapy*. Boston: Houghton Mifflin.

Rosen, S. (1982) . *My voice will go with you: The teaching tales of Milton Erickson*. New York: W. W. Norton.

Samuels, A., Shorter, B., and Plaut, F. (1986) . *A critical dictionary of Jungian analysis*. New York: Routledge Kegan Paul.

Sanford, J. A. (1980) *The invisible partners: How the male and female in each of us affects our relationships*. New York: Paulist Press.

Schutz, W. C. (1958) . *FIRO: A three–dimensional theory of interpersonal behavior*. New York: Holt, Rinehart.

Schutz, W. C. (1978) . *FIRO awareness scales*. Palo Alto, CA: Consulting Psychologists Press.

Seemann, E., Stromback, D. and Jonsson, B. R., Eds. (1967) . *European folk ballads*. Copenhagen: Rosenkilde and Bagger.

Sidun, N. and Rosenthal, R. (1987) . Graphic Indicators of Sexual Abuse in Draw–APerson Tests of Psychiatrically Hospitalized Adolescents. *The Arts in Psychotherapy*. Vol. 14, pp. 25–33.

Singer, J. (1972) . *Boundaries of the soul*. Garden City, NY: Doubleday.

Singer, J. (1976) . *Androgyny: Toward a new theory of sexuality*.

REFERENCES

Garden City, NY: Anchor Press/Doubleday.

Spring, D. (1985) . Symbolic Language of Sexually Abused, Chemically Dependent Women. *American Journal of Art Therapy*. Vol. 24, pp. 13–21.

Sullivan, H. S. (1953) . *The interpersonal theory of psychiatry*. New York: W. W. Norton.

Tartakoff, K. (1991) . Personal communication.

von Franz, M.–L. (1974) . *Shadow and evil in fairy tales*. Zurich: Spring.

Wadeson, H., Durkin, J. and Perach, D., Eds. (1989) . *Advances in art therapy*. New York: John Wiley.

Watzlawick, P., Weakland, J., and Fisch, R. (1974) . *Change: Principles of problem formation and problem resolution*. New York: W. W. Norton.

Weiser, J. (1986) . Ethical Considerations in Phototherapy Training and Practice. *Phototherapy*. Vol V, No.1, 12–17.

Weiser, J. (in press) . *The secret lives of personal snapshots and family albums: A practical guide to phototherapy*. New York: Brunner/Mazel.

Wolf, R. (1976) . The Polaroid Technique: Spontaneous Dialogues from the Unconscious. *The International Journal of Art Psychotherapy, 3*: 197.

Wolf, R. (1978) Creative Expressive Therapy: An Integrative Case Study. *The International Journal of Art Psychotherapy, 5*, 81.

Wolf, R. (1983) Instant Phototherapy with Children and Adolescents. In D. Krauss and J. L. Fryrear (Eds) , *Phototherapy in mental health*. Springfield, IL: Charles C Thomas.

Wolpe, J. (1958) . *Psychotherapy by reciprocal inhibition*. Stanford, CA: Stanford University Press.

Yalom, I.（1975）. *The theory and practice of group psychotherapy*. New York: Basic Books.

图书在版编目（CIP）数据

照片艺术治疗：荣格学派的探索 ／（美）杰瑞·L. 弗莱里尔，（美）艾琳·E. 科比特著 ；张喆等译.

长沙：湖南科学技术出版社，2025. 9. --ISBN 978-7-5710-3513-6

Ⅰ. R749.055

中国国家版本馆 CIP 数据核字第 2025K7M914 号

Photo Art Therapy: A Jungian Perspective, by Jerry L.Fryrear and Irene E.Corbit, Copyright © 1992 by Charles C Thomas, Publisher. Simplified Chinese Translation copyright © 2025 by Hunan Science and Technology Press. All rights reserved.

湖南科学技术出版社通过北京根定文化传播有限公司（根定版权代理）独家获得本书简体中文版全球出版发行权

著作权合同登记号：18-2024-313

ZHAOPIAN YISHU ZHILIAO : RONGGE XUEPAI DE TANSUO

照片艺术治疗:荣格学派的探索

著　　者：	〔美〕杰瑞·L. 弗莱里尔（Jerry L.Fryrear）　〔美〕艾琳·E. 科比特（Irene E.Corbit）
译　　者：	张　喆　黄嘉宇　刘晓云　江静文
审　　校：	李孟潮
出 版 人：	潘晓山
责任编辑：	李　柔　杨　旻　李　霞
出版发行：	湖南科学技术出版社
社　　址：	长沙市芙蓉中路一段 416 号泊富国际金融中心
网　　址：	http://www.hnstp.com

湖南科学技术出版社天猫旗舰店网址：

　　　http://hnkjcbs.tmall.com

邮购联系：	0731-84375808
印　　刷：	长沙超峰印刷有限公司
	（印装质量问题请直接与本厂联系）
厂　　址：	宁乡市金洲新区泉洲北路 100 号
邮　　编：	410600
版　　次：	2025 年 9 月第 1 版
印　　次：	2025 年 9 月第 1 次印刷
开　　本：	710 mm×1000 mm　1/16
印　　张：	19
插　　页：	4 页
字　　数：	200 千字
书　　号：	ISBN 978-7-5710-3513-6
定　　价：	83.00 元